**Collection « Enquêtes scientifiques »**

Une enquête est une démarche qui concerne l'ensemble des disciplines universitaires. Étapes et processus de fabrication des savoirs, gestes et décisions, essais et erreurs, expériences, discussions entre pairs, mais aussi instruments, matériaux, lieux qui participent à la recherche. En donnant à voir la réalité du travail de recherche, la collection « Enquêtes scientifiques » met en lumière le rôle des travaux scientifiques dans la compréhension de notre monde en ébullition.

# SANG D'ENCRE

## Dans les coulisses d'une chirurgie cardiaque

Recherche Patrick Lavoie et Virginie Tessier
Illustration Karim Aktouf
Scénario Emily Landry-Lajoie

Enquêtes scientifiques

Cet ouvrage a bénéficié du soutien financier de Développement savoir, Conseil de recherche en sciences humaines du Canada *Réfléchir et agir dans l'urgence : l'influence des éléments contextuels sur le processus de jugement et de décision d'infirmier(ère)s.*

Chercheur principal: Patrick Lavoie; cochercheuses: Virginie Tessier, Amélie Blanchet Garneau et Caroline Arbour; avec la collaboration de José Côté, Sylvie Cossette, André Denault, Émilie Gosselin et Tanya Mailhot.

**Catalogage avant publication de Bibliothèque et Archives nationales du Québec et Bibliothèque et Archives Canada**

Titre: Sang d'encre: dans les coulisses d'une chirurgie cardiaque / recherche, Patrick Lavoie et Virginie Tessier; illustrations, Karim Aktouf; scénario, Emily Landry-Lajoie.
Noms: Lavoie, Patrick, 1986 - auteur. | Landry-Lajoie, Emily, 1994 - auteur. | Aktouf, Karim, 1969 - illustrateur. | Tessier, Virginie, 1990 - éditrice graphique.
Description: Mention de collection: Enquêtes scientifiques | Comprend des références bibliographiques.
Identifiants: Canadiana (livre imprimé) 20250024063 | Canadiana (livre numérique) 20250024071 | ISBN 9782760652989 | ISBN 9782760652996 (PDF)
Vedettes-matière: RVM: Cœur—Chirurgie—Soins infirmiers—Bandes dessinées. | RVM: Cœur—Chirurgie—Complications et séquelles—Bandes dessinées. | RVM: Cœur—Chirurgie—Patients—Bandes dessinées. | RVM: Cœur—Hémorragie—Bandes dessinées. | RVM: Soins infirmiers en soins intensifs—Bandes dessinées. | RVM: Soins postopératoires—Bandes dessinées. | RVM: Sang—Bandes dessinées. | RVMGF: Bandes dessinées documentaires.
Classification: LCC RD598.L38 2025 | CDD 617.4/120231—dc23

Dépôt légal : 1er trimestre 2026
Bibliothèque et Archives nationales du Québec



Les Presses de l'Université de Montréal remercient de leur soutien financier le Fonds du livre du Canada, le Conseil des arts du Canada et la Société de développement des entreprises culturelles du Québec (SODEC).

Financé par le gouvernement du Canada | Canada

Conseil des arts du Canada

SODEC Québec

IMPRIMÉ AU CANADA

## Préface

Au premier regard, cette bande dessinée pourrait évoquer une énième histoire de blouses blanches et de moniteurs qui bipent. Pourtant, derrière ce récit se cache une démarche scientifique rigoureuse sur la pratique infirmière en soins intensifs : un voyage au cœur de la vigilance, du jugement clinique et de la prise de décision dans des contextes marqués par l'urgence et l'incertitude.

Chaque année, plus de 30 000 Canadiennes et Canadiens subissent une chirurgie cardiaque (Vervoort *et al.*, 2024). Si la plupart se rétablissent sans complication majeure, jusqu'à 15 % d'entre eux feront face à un saignement grave (Salenger *et al.*, 2025). Dans les heures suivant l'intervention, ce sont les infirmières et infirmiers qui sont aux premières loges. Ils surveillent, interprètent et interviennent, souvent dans un laps de temps restreint. À un rythme où les décisions peuvent être prises toutes les trente secondes, ils doivent continuellement évaluer la situation, porter des jugements et prendre des décisions en collaboration avec l'équipe interdisciplinaire. Juger, c'est se forger une compréhension de ce qui est en train de se produire. Décider, c'est choisir une ligne d'action. Dans un tel contexte, chaque geste peut faire toute la différence.

Et pourtant, la prise de décision infirmière en situation critique demeure étonnamment peu documentée. Les modèles dominants pour l'étudier s'inspirent de la psychologie cognitive classique. Selon ces approches, le raisonnement clinique suit un parcours logique : on collecte des données, on les analyse, on pondère les différentes options, puis on sélectionne la solution optimale. Bien que séduisantes sur le plan théorique, ces approches s'avèrent souvent inadéquates pour décrire la réalité du travail infirmier dans l'urgence.

D'abord, parce qu'elles réduisent les infirmières et infirmiers à de simples « processeurs d'information » plutôt qu'à des agents actifs qui s'engagent dans une action située, marquée par le contexte, les émotions, les responsabilités et l'expérience. Ensuite, parce qu'en situation critique, les problèmes sont souvent mal définis, les données incomplètes et les solutions incertaines. Dans ces moments, le raisonnement ne suit pas toujours une logique purement analytique ou rationnelle. Il s'appuie sur l'expérience, l'intuition, la reconnaissance de situations familières et la capacité à s'adapter en temps réel.

Un autre écueil courant est de concevoir la prise de décision clinique comme une habileté transférable d'une situation à l'autre. Or, deux professionnels confrontés à une même complication peuvent poser des jugements très différents. Pourquoi ?

Parce que le contexte importe tout autant que le contenu de la situation. La culture locale, les ressources disponibles, les normes implicites, les dynamiques interprofessionnelles sont autant d'éléments qui influencent les décisions, mais qui demeurent rarement explorés ou modélisés dans les recherches sur le jugement clinique infirmier.

C'est pour combler ces lacunes que nous avons mené une étude d'envergure auprès de 39 infirmières et infirmiers expérimentés, issus de quatre unités de soins intensifs au Québec (Lavoie *et al.*, 2024; Lavoie, 2025). Notre objectif? Nous rapprocher le plus possible de la réalité clinique. Pas celle des protocoles ou des guides de pratique, mais celle qui se vit au chevet du patient, là où les décisions se prennent dans l'action. Les hôpitaux sélectionnés présentaient des profils variés: certains spécialisés en chirurgie cardiaque, d'autres plus généralistes, chacun ayant sa culture, ses pratiques et ses ressources. Cette diversité nous a permis de capter une pluralité de façons de penser et d'agir dans l'urgence.

Notre objectif n'était pas de produire des moyennes ou des généralisations abstraites, mais de plonger dans les récits concrets d'infirmières et infirmiers reconnus pour leur expertise et leur rôle de mentor. Ils et elles nous ont raconté, dans leurs mots, des situations marquantes où leur jugement a été mis à l'épreuve. Ces entrevues ont été menées selon la méthode des décisions critiques, une approche qui permet de reconstituer les étapes de la prise de décision: les indices perçus, les priorités établies, les actions envisagées ou écartées, les tensions vécues. Ce n'étaient pas de simples témoignages, mais une véritable exploration du raisonnement en action — parfois intuitif, parfois analytique, toujours façonné par le contexte.

Chaque entretien a été retranscrit, analysé et codé minutieusement. L'analyse de ces récits, riches en détails, en émotions et en réflexions, a été guidée par deux cadres théoriques complémentaires. Le modèle de prise de décision fondé sur la reconnaissance (Klein, 1993; Klein *et al.*, 2010) a permis de saisir comment les infirmières et infirmiers expérimentés mobilisent leur expérience pour reconnaître rapidement des situations familières et agir efficacement sous pression. Il a ainsi éclairé les dimensions cognitives de la prise de décision en situation d'urgence. La théorie de l'activité (Engeström, 2000, 2015), quant à elle, a offert un cadre systémique pour analyser l'influence du contexte sur l'action. Elle a permis d'identifier les outils disponibles (ou absents), les règles formelles et informelles, la division du travail et les dynamiques interprofessionnelles qui encadrent ou contraignent l'action. La combinaison de ces deux cadres a permis de mettre en lumière non seulement le raisonnement individuel, mais aussi les tensions structurelles et les médiations qui façonnent la prise de décision en contexte réel.

Les résultats révèlent un processus de décision complexe, non linéaire, enraciné dans l'expérience et modulé par l'environnement. La vigilance clinique repose sur l'anticipation, la reconnaissance de signaux subtils, la collaboration entre collègues et l'aptitude à ajuster ses actions en fonction des circonstances. Le concept d'actionnabilité, défini comme la capacité de traduire un jugement en action dans un contexte donné, s'est imposé comme un fil conducteur pour comprendre la prise de décision infirmière dans ces situations critiques.

C'est cette richesse, à la fois ancrée dans le terrain et éclairée par la théorie, que nous avons voulu rendre accessible dans cet ouvrage. Mais comment représenter la finesse de la prise de décision infirmière en situation d'urgence? Comment faire sentir l'intuition qui s'affine avec l'expérience? Et surtout, comment partager ces connaissances au-delà des cercles scientifiques?

C'est ici qu'intervient la bande dessinée. Un média capable de montrer le sang qui s'écoule goutte à goutte, le soupir discret d'une infirmière inquiète ou la fatigue qui pèse sur les épaules à la fin d'un quart de travail. Un média où le sang lui-même peut devenir narrateur, témoin omniprésent des efforts, des doutes et des ajustements constants qui rythment la vie des équipes de soins. Sa perspective singulière nous plonge dans le réel, là où se tisse l'intelligence du soin. Contrairement à un article scientifique, une bande dessinée permet de montrer ce que les professionnels vivent: la variation subtile dans l'écoulement d'un drain, le regard qui capte un détail inhabituel, la tension silencieuse dans une chambre où tout peut basculer.

La création de cette œuvre est née d'un désir clair: traduire les résultats de recherche en un récit abordable, sensible et fidèle à la réalité clinique. Mais passer de l'analyse qualitative à la narration graphique ne s'improvise pas. Il s'agit d'un travail d'adaptation minutieux, exigeant des choix, des renoncements et une constante recherche d'équilibre entre exactitude scientifique, lisibilité et impact visuel.

Nous avons travaillé en étroite collaboration avec un dessinateur et une scénariste, tous deux ayant une expérience personnelle du système de santé. Le processus a débuté par un travail d'écriture scénaristique fondé sur les résultats de la recherche. Plutôt que de reprendre mot à mot les témoignages, nous avons imaginé une histoire construite à partir de situations réelles rapportées par les participants. Cette histoire devait respecter trois impératifs: être cliniquement vraisemblable, émotionnellement juste et cohérente. Pour ancrer le récit dans le réel, nous avons organisé des séances d'idéation, des explorations visuelles et une immersion au bloc opératoire et à l'unité de soins intensifs. Ces moments ont permis de capter les postures, les ambiances, les détails matériels du soin que seul le dessin peut faire exister autrement.

Ce processus a soulevé de nombreux défis : condenser sans trahir, représenter sans stéréotyper, expliquer sans alourdir. Comment illustrer une décision qui se prend en une fraction de seconde ? Comment représenter l'incertitude sans sombrer dans la confusion ? Comment évoquer la souffrance sans en faire un spectacle ? Ces questions ont guidé chaque étape de la création.

Certains choix visuels peuvent surprendre, notamment celui de représenter le personnel hospitalier sous forme animale. Ce parti pris répond à plusieurs objectifs : préserver l'anonymat des personnes rencontrées sur le terrain, suggérer certains traits de personnalité sans les évoquer de manière trop littérale et surtout, traduire l'attention constante portée aux patients. Toutes les infirmières et tous les infirmiers ayant participé à l'étude ont souligné que leur engagement reposait avant tout sur la volonté d'offrir des soins humains, empreints de dignité. C'est pourquoi, dans cette œuvre, les seuls personnages représentés sous leur forme humaine sont les patients et leurs proches.

Tout au long du projet, nous avons aussi sollicité la perspective d'acteurs sur le terrain : professionnels de la santé, patients partenaires et chercheurs ont été invités à commenter les versions préliminaires. Nous avons organisé des groupes de discussion afin de recueillir leurs impressions, critiques et suggestions. Leurs réactions ont nourri notre travail, permis d'éviter certains écueils et renforcé notre conviction qu'un tel projet a sa place dans le paysage de la recherche.

Ensemble, nous avons voulu créer un espace de réflexion, d'apprentissage et d'empathie. Cette bande dessinée est le fruit de cette co-construction minutieuse et exigeante, à l'intersection des sciences infirmières et de l'art narratif. Elle témoigne de notre volonté de faire circuler les connaissances autrement : avec rigueur, avec humilité et avec le souci constant de rester fidèle à la complexité du soin.

Cet ouvrage ne prétend pas tout raconter. Il ouvre une fenêtre sur la beauté exigeante de la vigilance clinique et l'intelligence qui soutient la vie, battement après battement.

Bienvenue dans ce voyage où chaque goutte compte.

# PRÉSENTATION DES PERSONNAGES

**Corinne**
Infirmière d'expérience aux soins intensifs

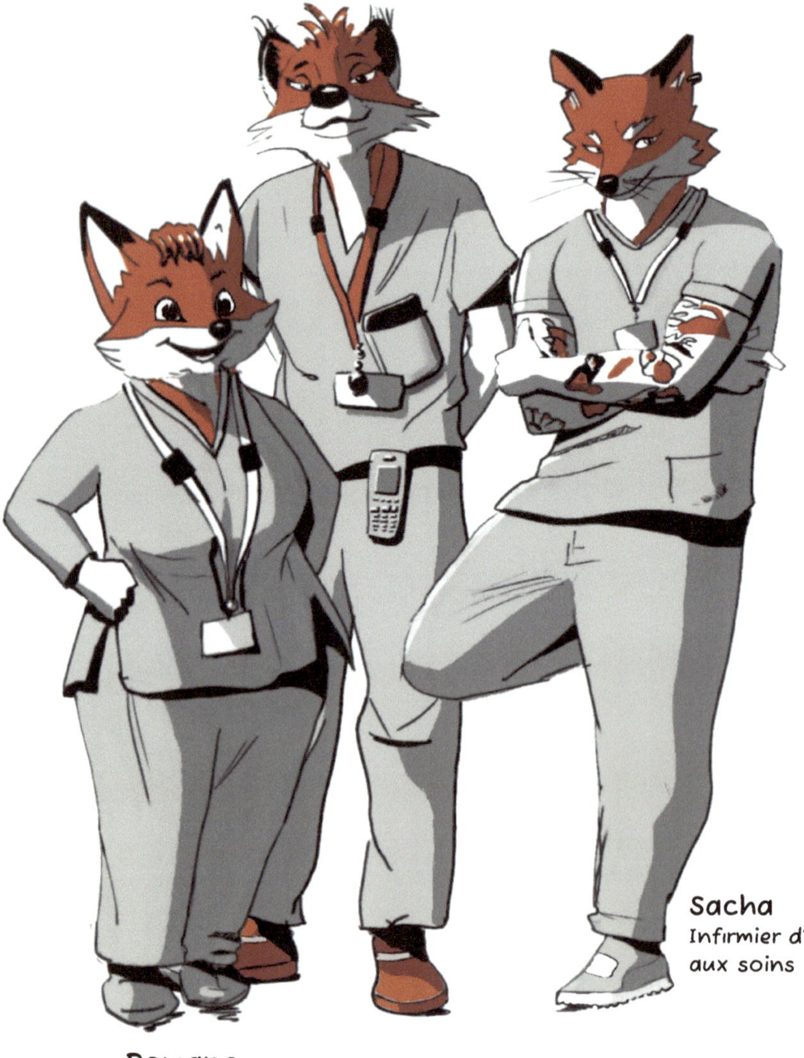

**Sacha**
Infirmier d'expérience aux soins intensifs

**Romane**
Nouvelle recrue aux soins intensifs

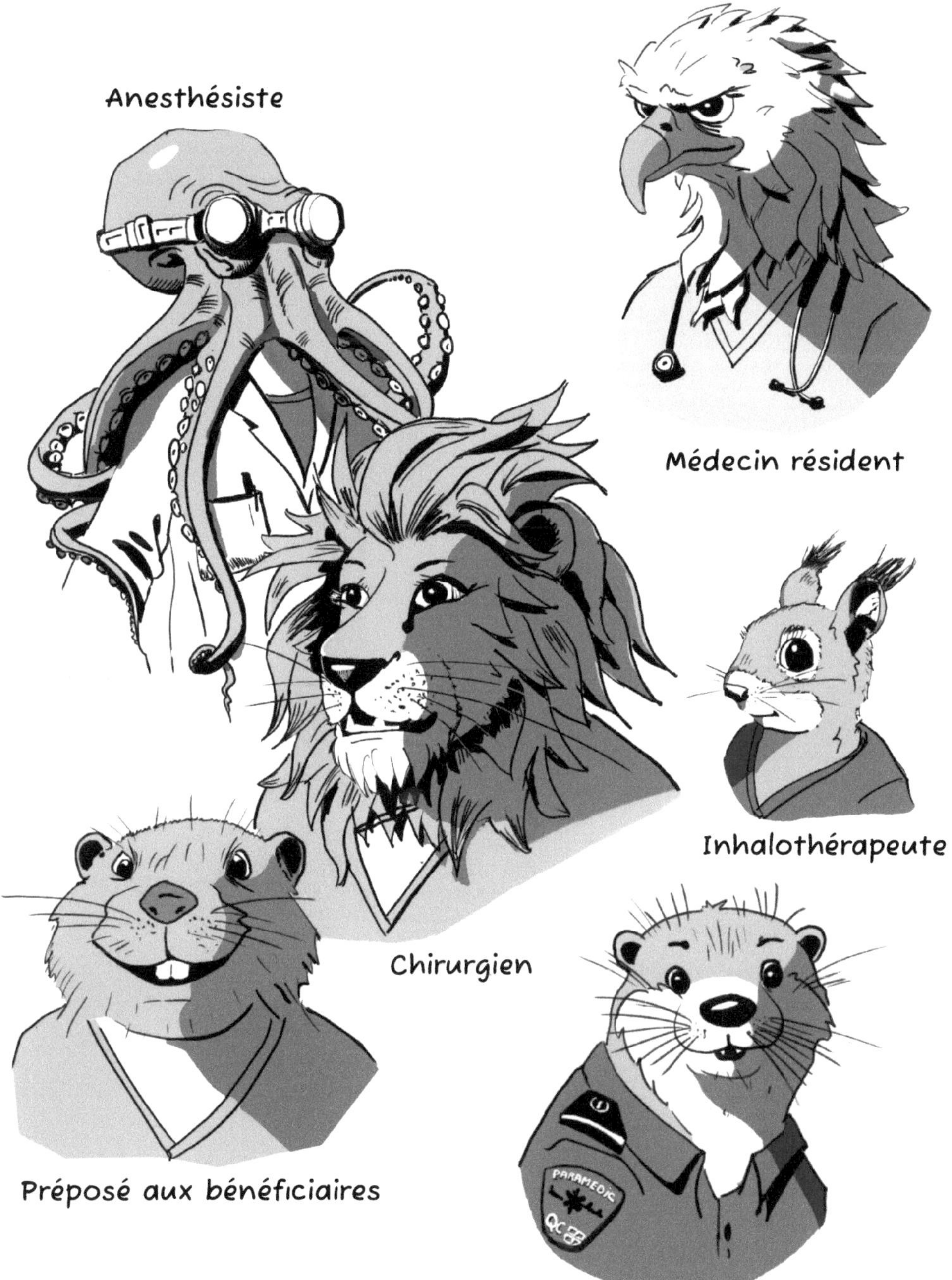
Anesthésiste
Médecin résident
Inhalothérapeute
Chirurgien
Préposé aux bénéficiaires
PARAMEDIC
QC
Ambulancier

# Chapitre 1

## Où le sang se dévoile

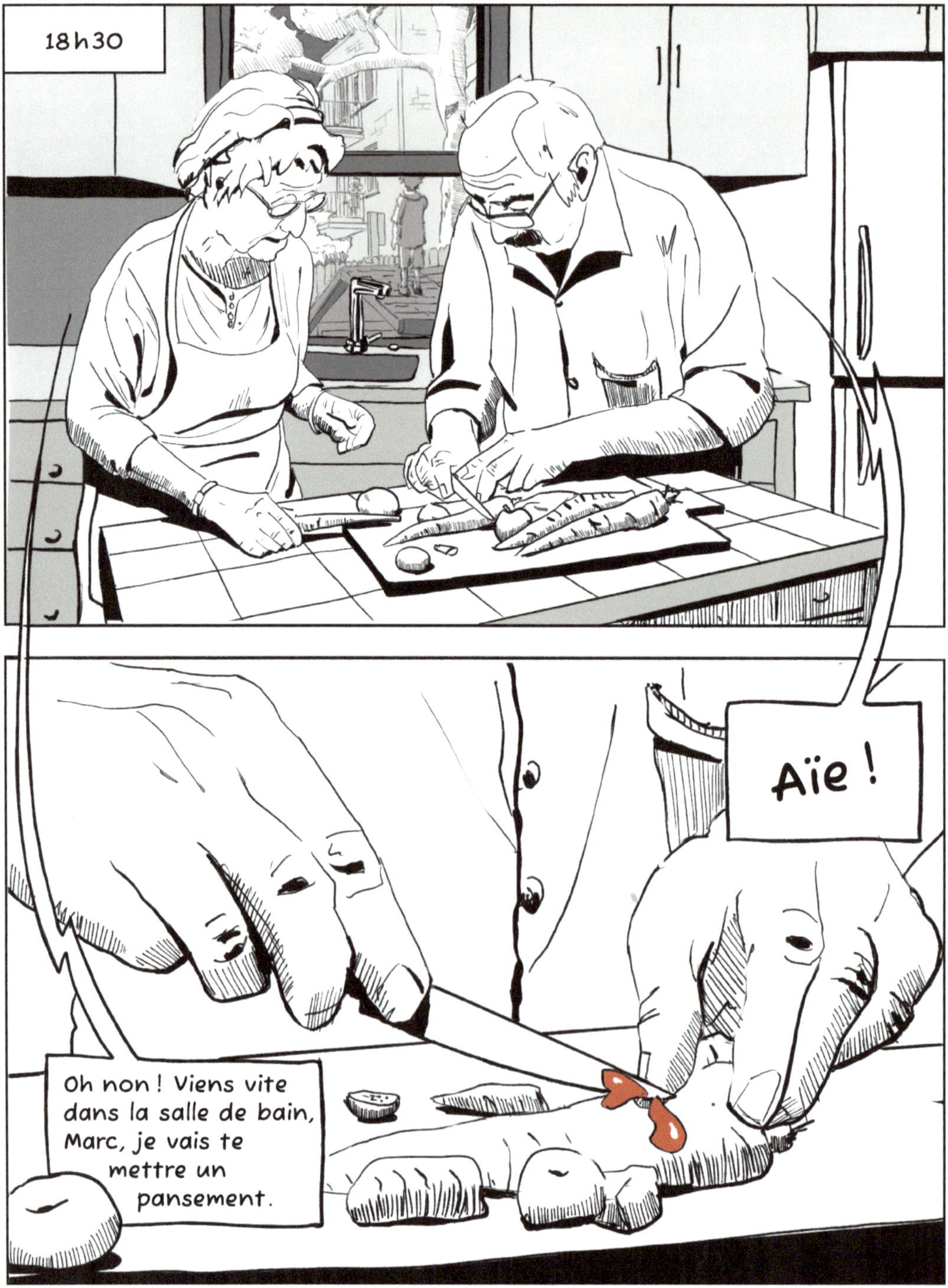
18h30
Aïe !
Oh non ! Viens vite dans la salle de bain, Marc, je vais te mettre un pansement.

On me nomme de bien des façons : plasma, sérum, globules rouges, globules blancs, hémoglobine... Les plus lyriques m'appellent « élixir de vie ». C'est dire à quel point je suis précieux.

Je suis avant tout un grand voyageur. Je sillonne un réseau de vaisseaux, de veines et d'artères long de 9 000 à 19 000 km. Cela représente près de la moitié de la circonférence terrestre, une distance que je parcours sans relâche pour irriguer les organes à chaque battement cardiaque.

Et ça, c'est quand je dois m'en tenir à un circuit clos. Il suffit d'une toute petite brèche pour que je trouve de nouveaux territoires à explorer...

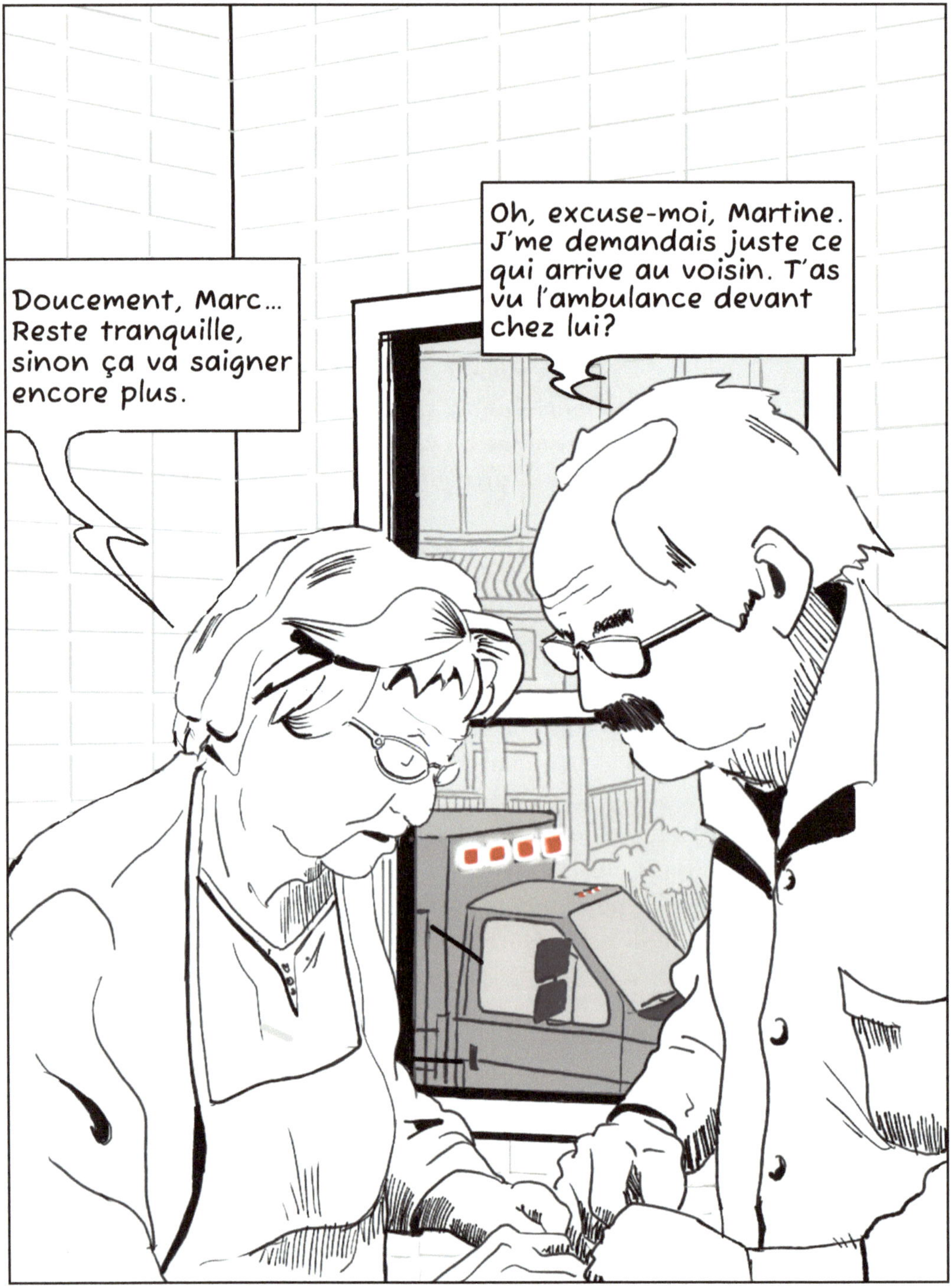
Doucement, Marc… Reste tranquille, sinon ça va saigner encore plus.
Oh, excuse-moi, Martine. J'me demandais juste ce qui arrive au voisin. T'as vu l'ambulance devant chez lui?

Quand ça arrive, il faut ralentir ma fuite sans tarder. Dès que je m'échappe, je me retrouve dans un environnement qui m'est étranger. Les vaisseaux se contractent. Les plaquettes forment un premier bouclier. Puis, toute une cascade s'enclenche pour sceller solidement la porte par laquelle je m'échappe.

Mais je ne cherche pas toujours à m'échapper. Parfois, je suis bloqué. Les organes manquent d'irrigation. Ils s'impatientent. Le cœur, un des plus sensibles, tolère mal la moindre baisse d'irrigation.

Dans ces moments-là, il faut non seulement agir rapidement, mais aussi compter sur l'expertise de celles et ceux qui savent déceler la moindre de mes anomalies.

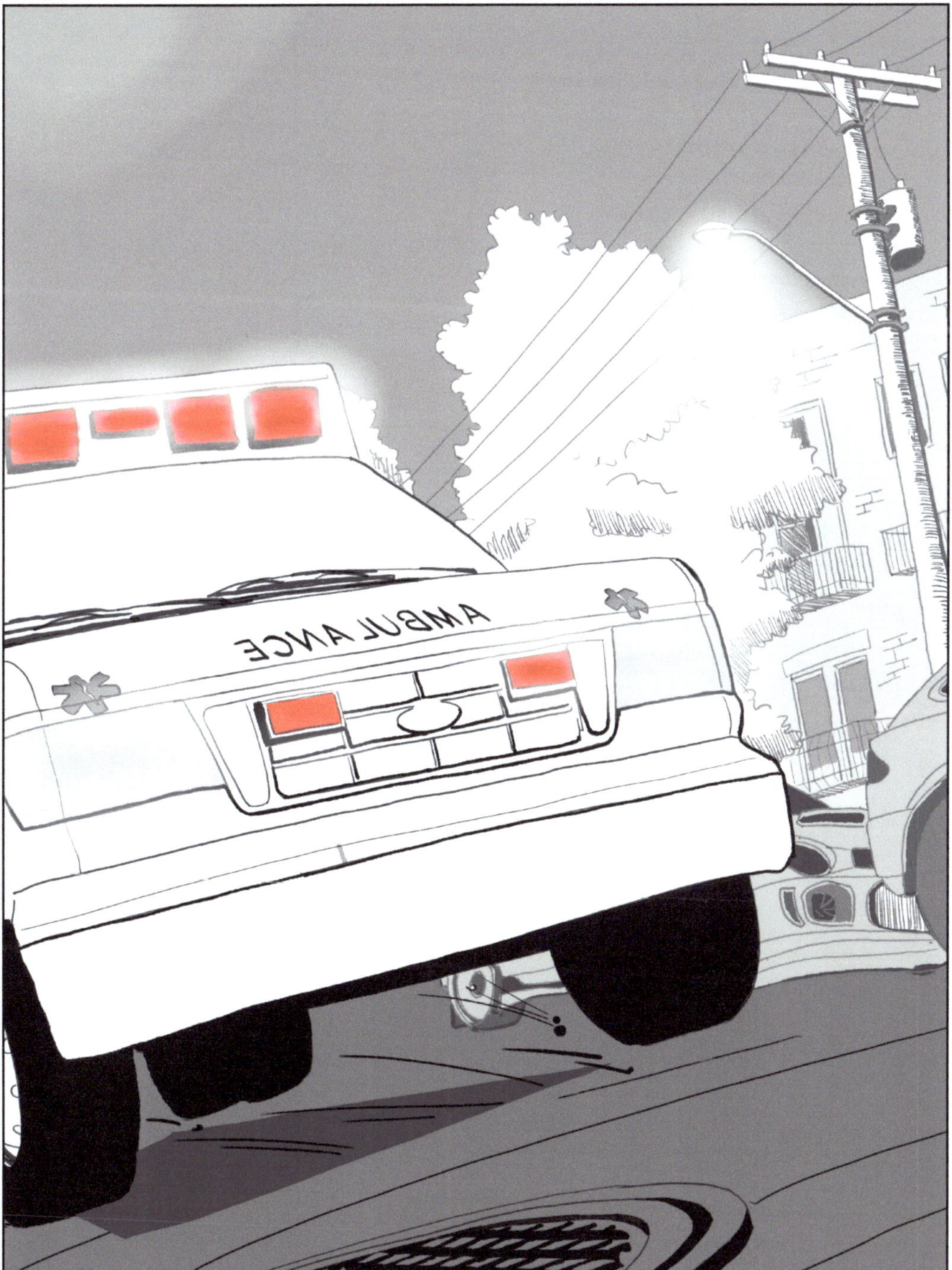
AMBULANCE

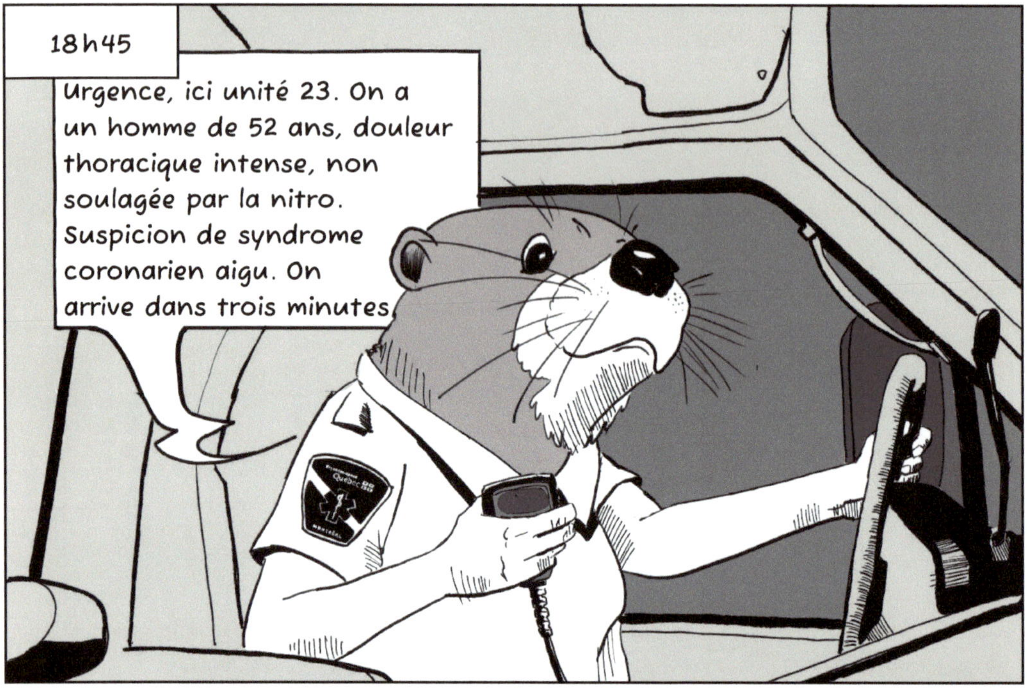
18h45
Urgence, ici unité 23. On a un homme de 52 ans, douleur thoracique intense, non soulagée par la nitro. Suspicion de syndrome coronarien aigu. On arrive dans trois minutes.

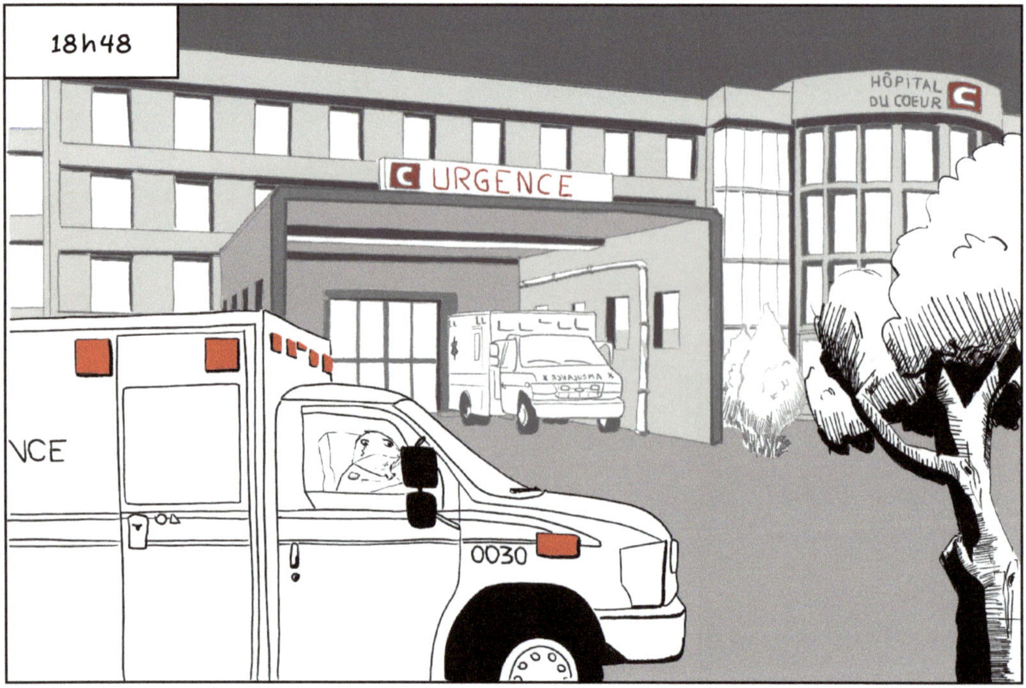
18h48
HÔPITAL DU COEUR
URGENCE
NCE
0030

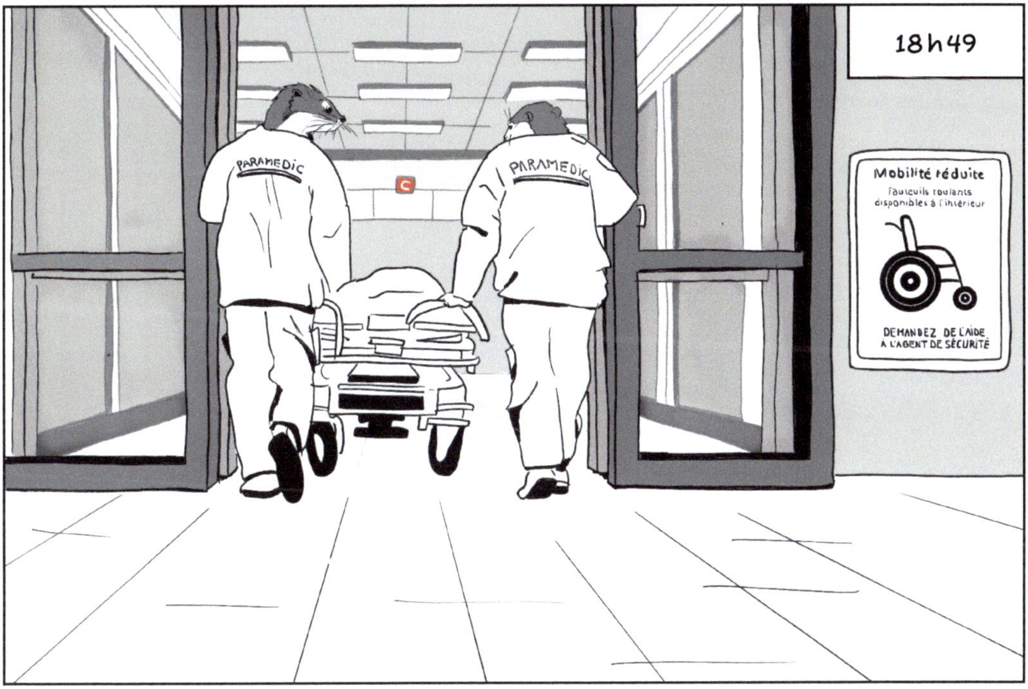
18h49
PARAMEDIC
PARAMEDIC
Mobilité réduite
Fauteuils roulants disponibles à l'intérieur
DEMANDEZ DE L'AIDE À L'AGENT DE SÉCURITÉ

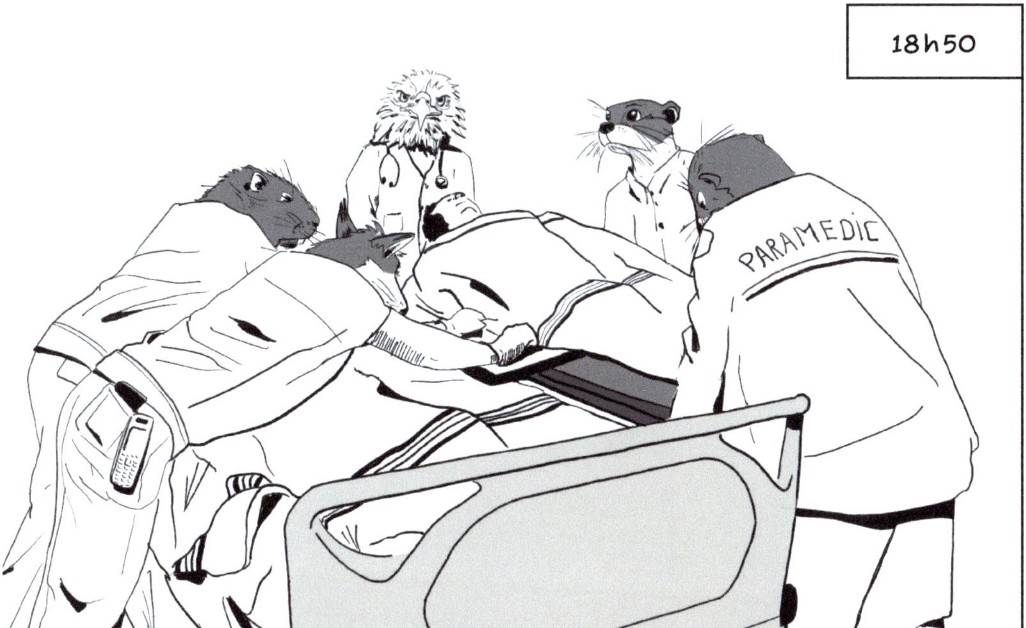
18h50
PARAMEDIC

Dès qu'il a franchi les portes de l'urgence, Pierre, le voisin de Marc et Martine, a été envoyé en coronographie*. L'infirmier du triage a tout de suite compris la cause de ses douleurs thoraciques : je n'apporte pas assez d'oxygène au cœur.

*Voir lexique p. 101 pour tous les termes techniques employés dans ce récit.

Sans surprise, l'examen a confirmé plusieurs blocages dans ses artères coronaires. On a tenté de dégager les obstructions, sans succès. Il faudra opérer à cœur ouvert, mais en attendant, l'équipe soignante doit stabiliser la situation, écarter les principaux dangers et soulager ses douleurs.

Pour m'aider à mieux circuler, on a commencé un traitement médicamenteux. L'une des molécules contribue à « m'éclaircir » – autrement dit, à me fluidifier – et l'autre soulage la douleur de Pierre tout en détendant ses artères.

La situation est sous contrôle. Mais l'équilibre reste fragile et impose une surveillance étroite.

# Chapitre 2

## Où le sang fait un détour

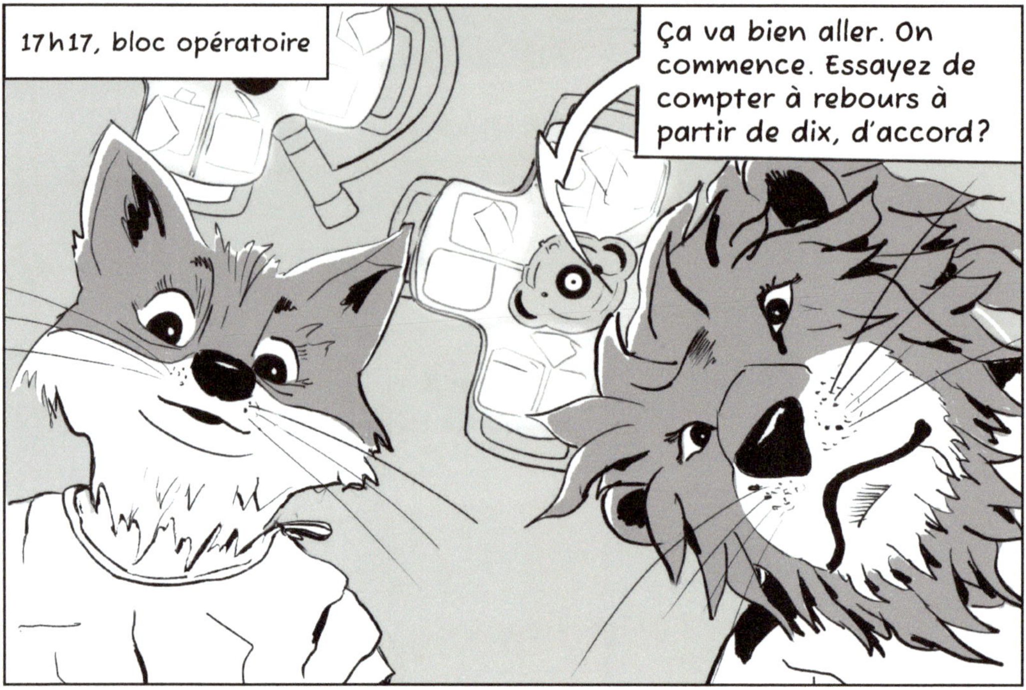


Après deux jours de surveillance étroite à l'hôpital, Pierre doit maintenant subir une chirurgie cardiaque. Son cas nécessite d'effectuer des pontages coronariens.

* Dans la réalité, le personnel du bloc opératoire porte un masque chirurgical pour des raisons de sécurité et d'hygiène. Toutefois, afin de mieux lire les expressions faciales et par choix esthétique, nous avons décidé de ne pas représenter les masques dans certaines scènes.

Grâce à cette intervention, je pourrai de nouveau acheminer l'oxygène et les nutriments dont le coeur a tant besoin.

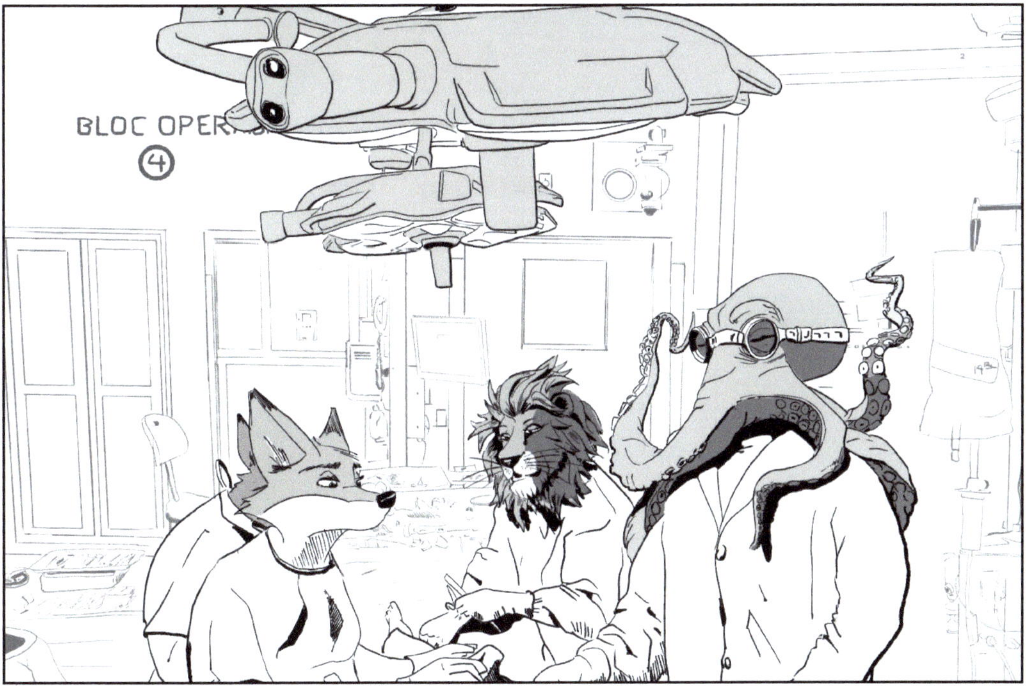

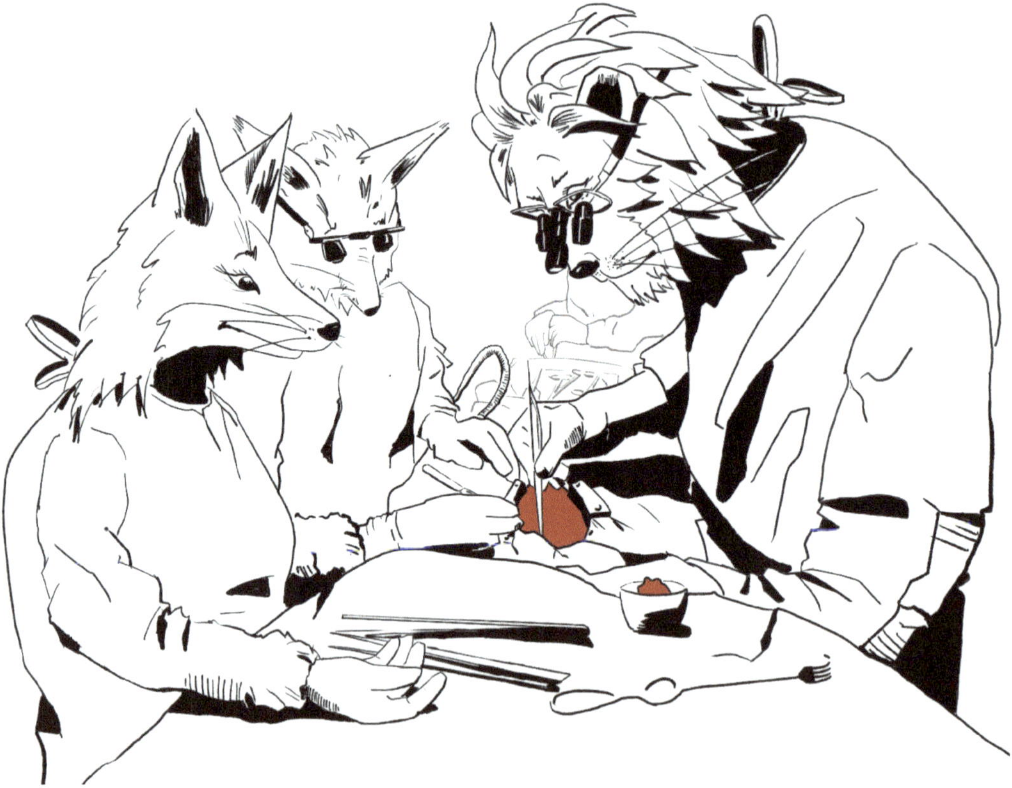

Le chirurgien prélèvera un segment de vaisseau sanguin – en général, une veine de la jambe ou une artère du thorax ou du bras – pour le greffer en amont et en aval de l'obstruction. Ce nouveau trajet contournera le blocage et permettra de rétablir ma circulation vers le muscle cardiaque.

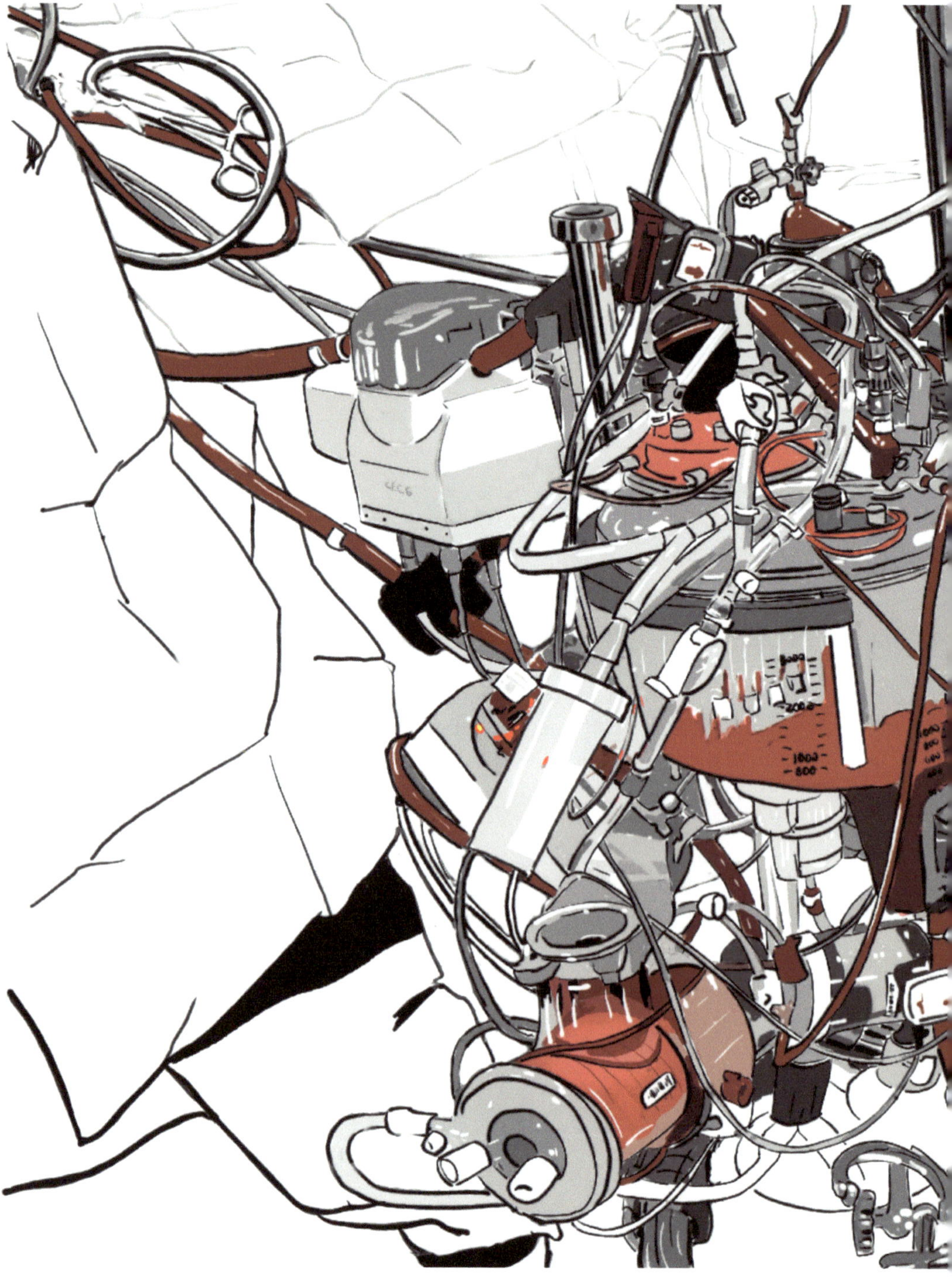

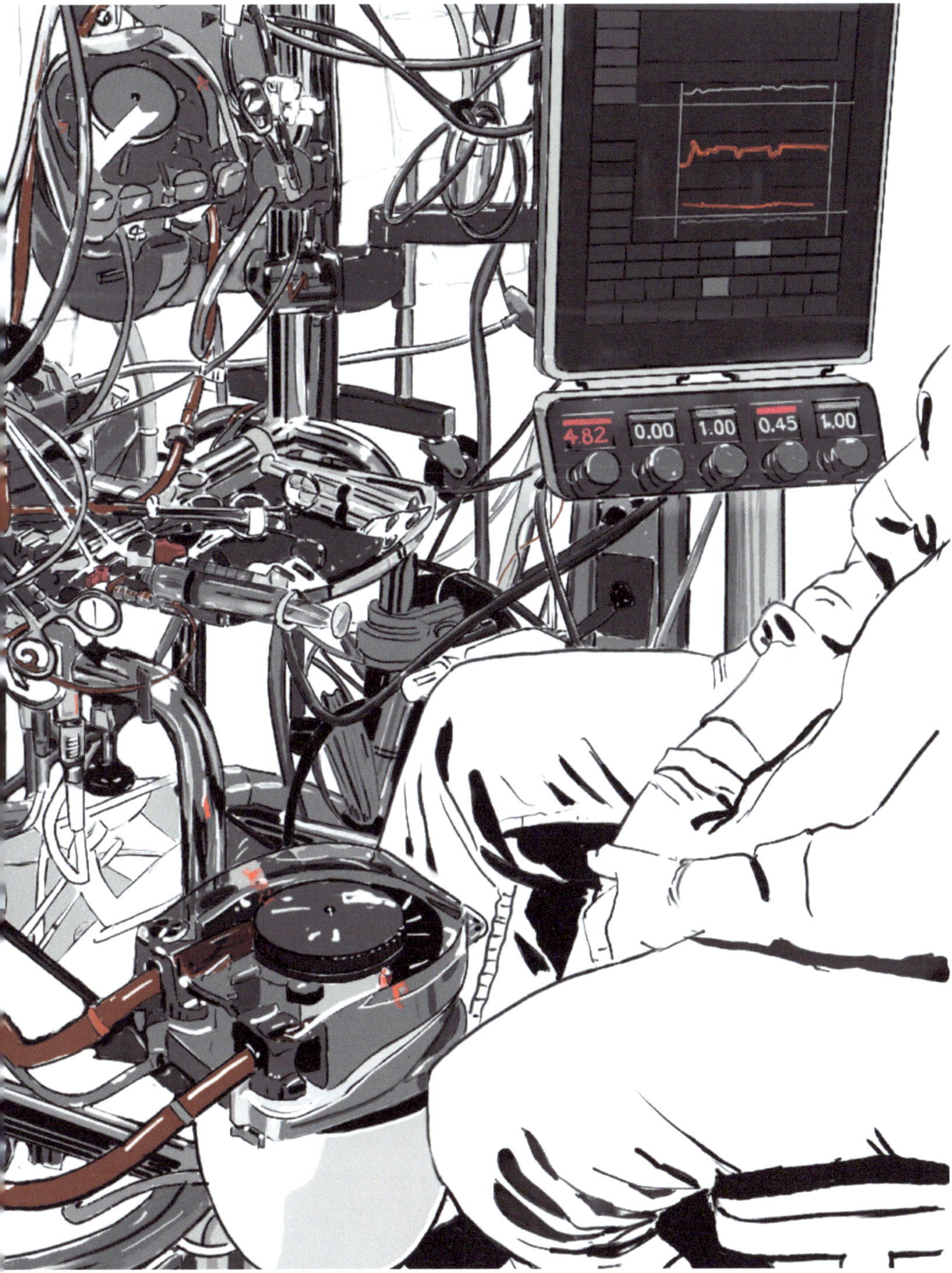
4.82
0.00
1.00
0.45
1.00

Pendant la chirurgie, la circulation extracorporelle (ou CEC) remplace temporairement le cœur et les poumons. Elle permet d'arrêter le cœur le temps de poser les pontages. Je dois alors faire un détour par ce circuit artificiel composé de tuyaux et de pompes. Un processus déstabilisant, mais essentiel.

Ce passage n'est toutefois pas sans conséquence. La température y est plus basse que ce à quoi je suis habitué. Je deviens plus vulnérable : plus enclin à former des caillots, ou au contraire, à moins bien coaguler. Ce détour peut aussi fragiliser temporairement mes globules et les autres cellules sanguines. Mais sans cette machine, je ne pourrais pas continuer à irriguer les organes pendant que le chirurgien s'affaire à réparer le cœur de Pierre.

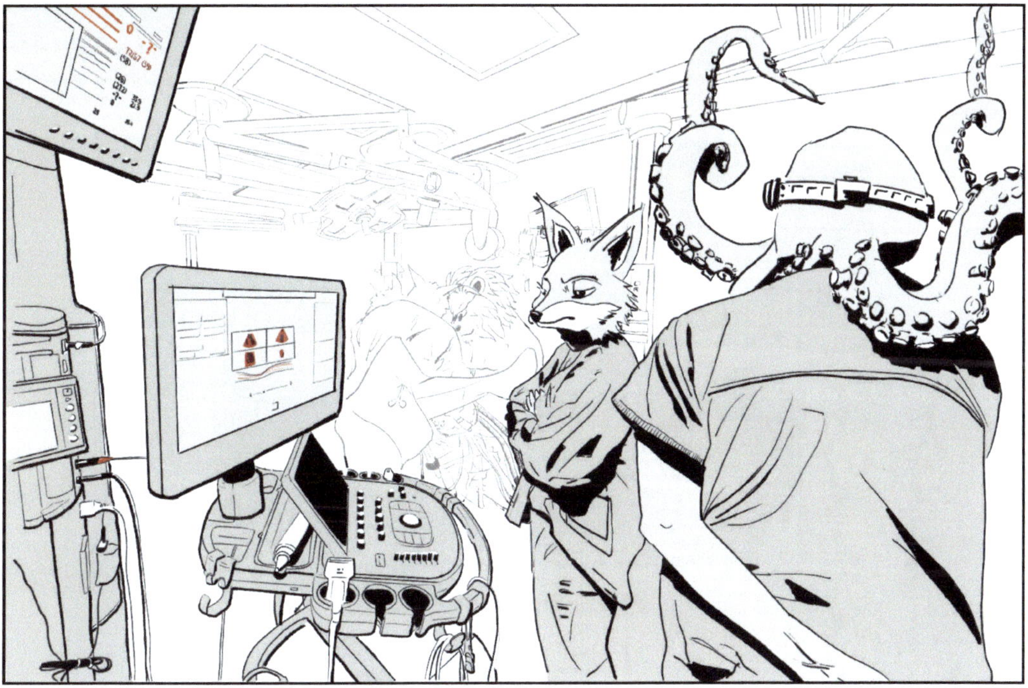

Après plusieurs minutes de travail minutieux, les pontages sont bien fixés et je peux enfin reprendre mon trajet habituel.

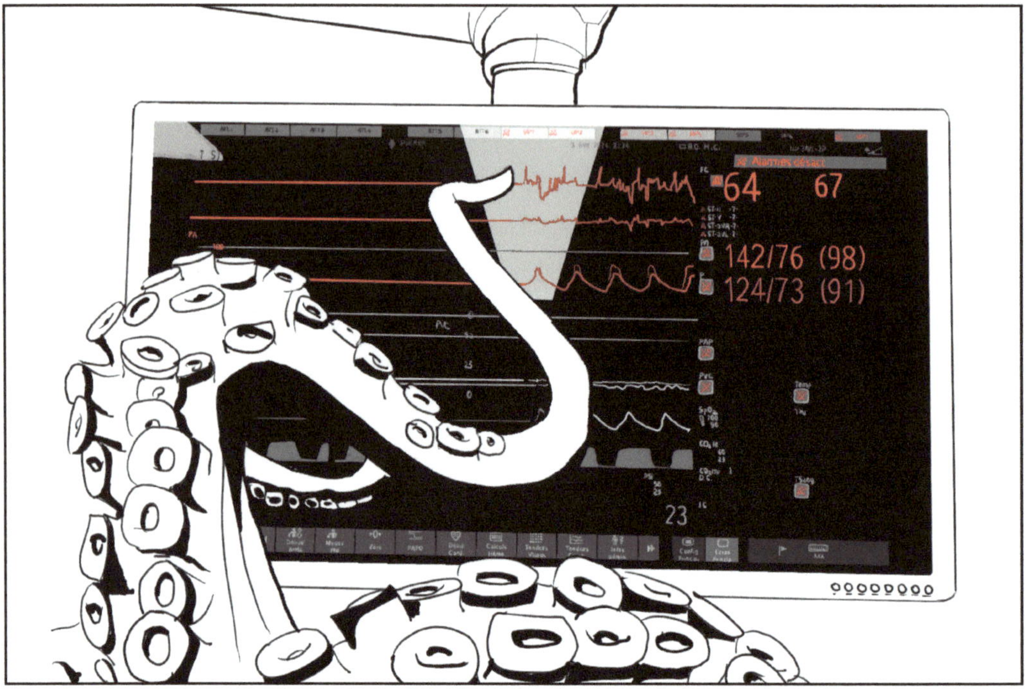


La transition de la circulation extracorporelle à la circulation naturelle s'est bien déroulée : les battements du cœur sont réguliers, les saignements minimes, la pression artérielle, stable. Le cœur a retrouvé son rythme et se remet à travailler comme d'habitude. Pierre pourra bientôt quitter le bloc opératoire.

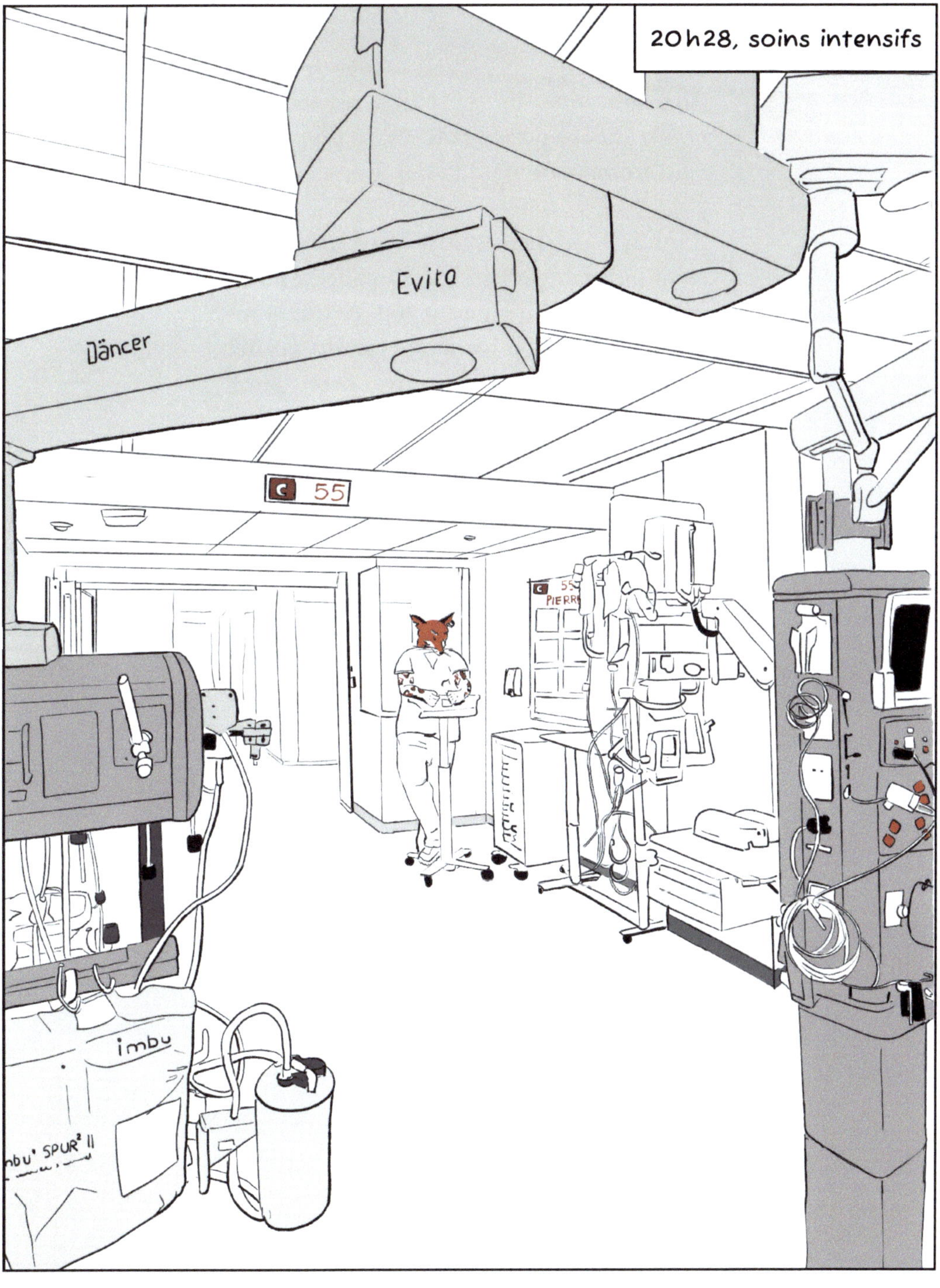
20h28, soins intensifs
Evita
Dãncer
55
imbu

Aux soins intensifs, on veillera sur Pierre – et sur moi – pendant toute la phase suivant immédiatement l'opération.

Sacha, l'infirmier, n'a que quelques minutes pour préparer la chambre à notre arrivée. Il s'assure d'avoir tout ce qui pourrait être nécessaire à portée de main : moniteur cardiaque, solutés, tubes pour les analyses de laboratoire, tubulures pour les transfusions, et bien plus encore. Il ne manque que le lit, qui arrivera directement du bloc opératoire, avec Pierre couché dedans.

Sacha ne prépare pas seulement l'essentiel. Il anticipe aussi les imprévus, et même les pires scénarios. Rien n'est laissé au hasard.

Dans cet environnement où chaque seconde compte, prévoir les complications fait partie intégrante de son rôle. Organiser l'espace, rassembler les ressources, penser plusieurs coups d'avance : tout cela est essentiel pour pouvoir agir sans délai si l'état de Pierre venait à se détériorer.

En soins intensifs, l'anticipation est une compétence en soi. Être prêt, c'est déjà commencer à prendre soin.

Heureusement, Sacha n'est pas seul. Corinne est là pour le soutenir. Le travail d'équipe, c'est primordial. Chacun veille sur ses collègues autant que sur ses patients.

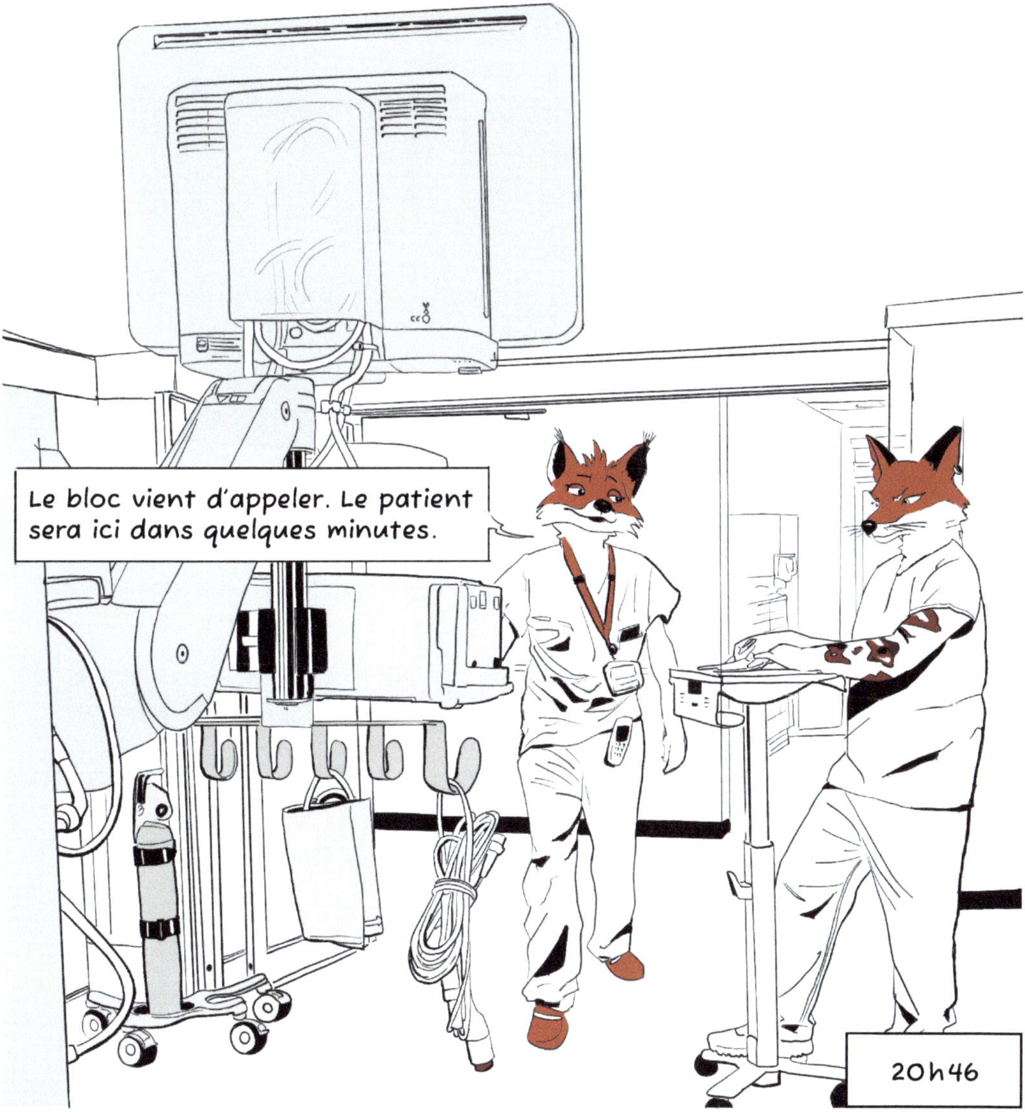

# Chapitre 3

## Où le sang mène la danse

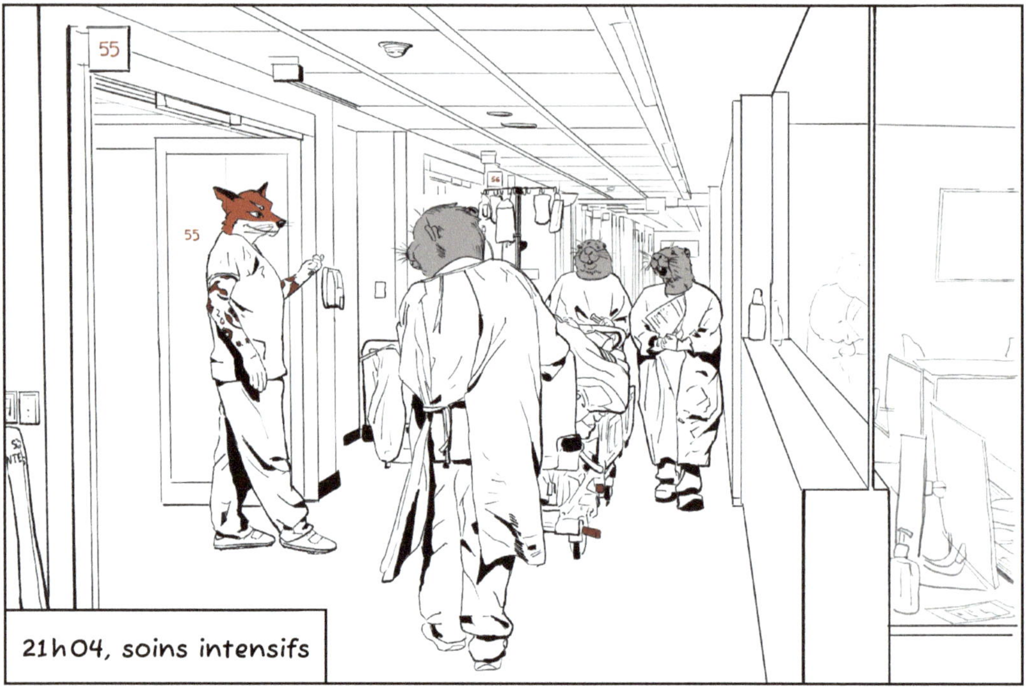
55
55
21h04, soins intensifs

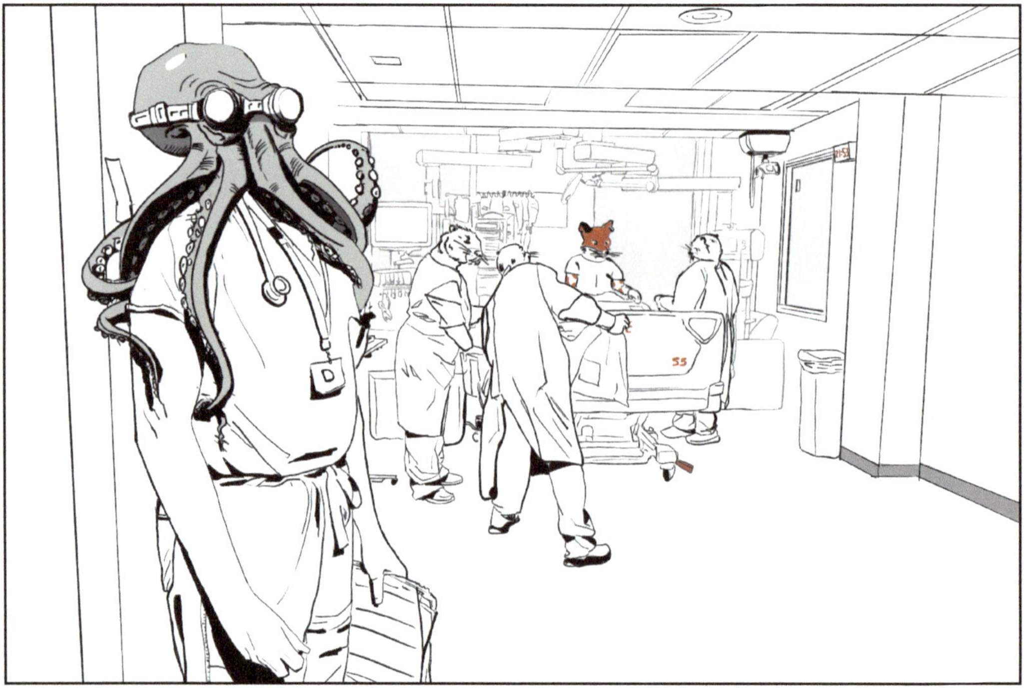
D
55

À notre arrivée aux soins intensifs, chacun est à son poste. Ce qui suit ressemble à une chorégraphie. Chaque geste est précis, chaque rôle est connu.

Sacha, l'infirmier responsable de Pierre, écoute attentivement le rapport de l'anesthésiste en prenant des notes. C'est un moment clé pour anticiper la suite. Peu d'informations circulent avant notre arrivée ; ici, chaque détail compte.

Même dans l'agitation et les échanges rapides entre médecins, Sacha reste concentré. Il capte tout ce qu'il peut : l'histoire médicale de Pierre, le nom du chirurgien, la durée de l'opération, sa complexité et les imprévus rencontrés. Il observe aussi les comportements : une équipe nerveuse, des regards échangés, un ton plus tendu... Ces signaux silencieux peuvent en dire long sur ce qui attend l'équipe.

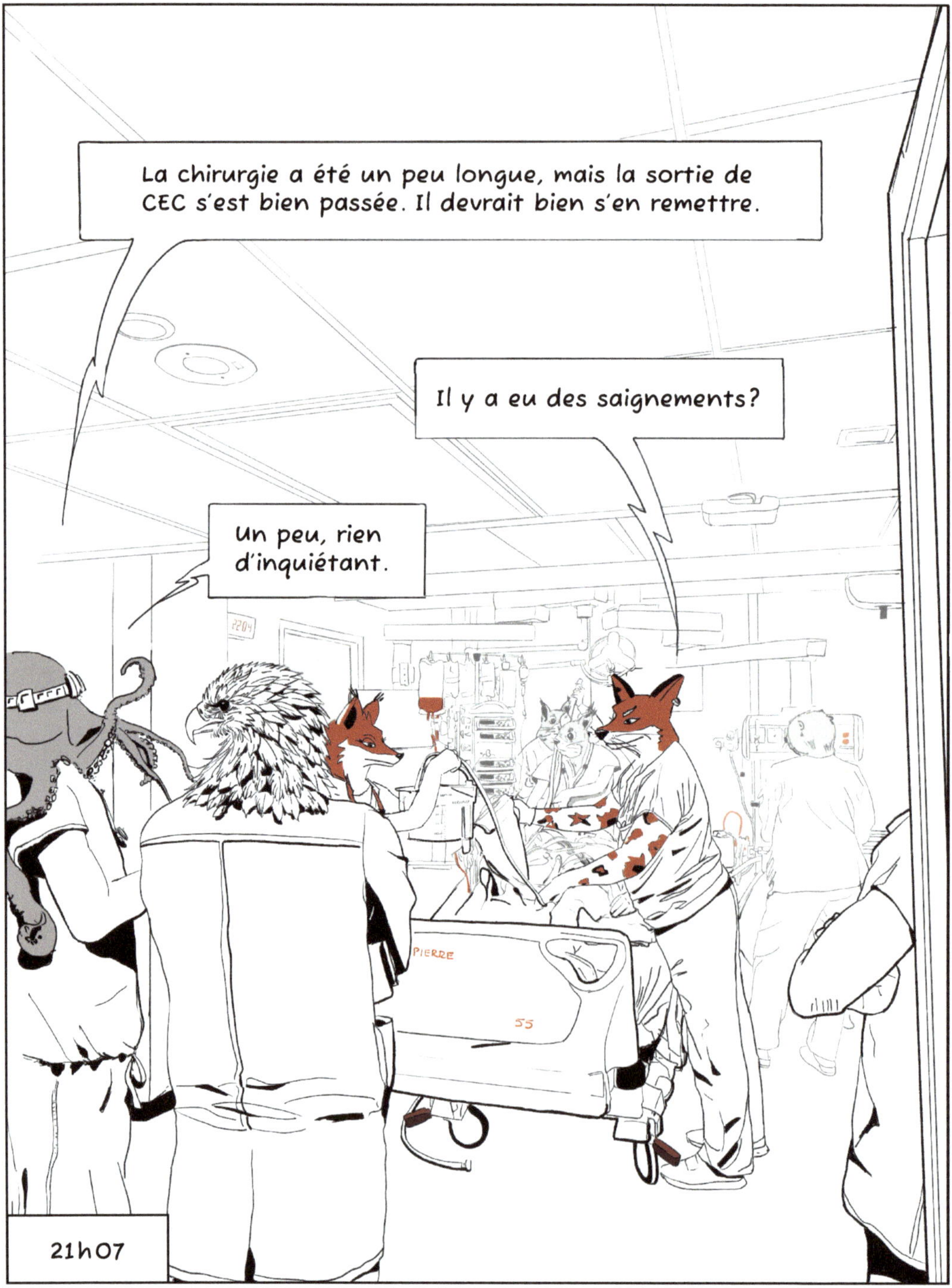
La chirurgie a été un peu longue, mais la sortie de CEC s'est bien passée. Il devrait bien s'en remettre.
Il y a eu des saignements?
Un peu, rien d'inquiétant.
PIERRE
55
21h07

En postop immédiat, il m'arrive souvent de causer quelques montées d'adrénaline aux infirmières et infirmiers. Ils savent que je peux être imprévisible et ont développé des réflexes aiguisés pour bien me surveiller.

Après une chirurgie cardiaque, on appréhende toujours un certain saignement. L'intervention cause inévitablement des dommages aux vaisseaux. Il est crucial que je puisse m'échapper sinon je risquerais de comprimer le cœur et de créer une pression qui m'empêcherait de bien circuler.

Même lorsque tout se passe bien, comme dans le cas de Pierre, il est normal de perdre du sang et cela varie d'une personne à l'autre. Rien d'inquiétant, je pourrai me régénérer complètement en quelques jours ou semaines.

Mais si je déborde, tout peut s'accélérer.

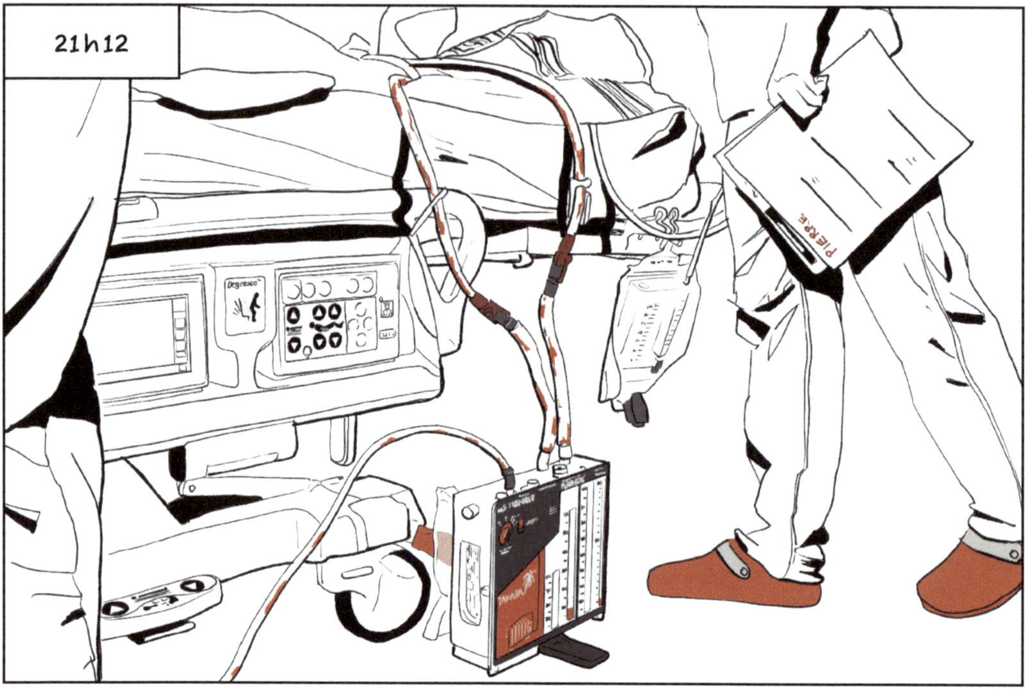


Les infirmières et infirmiers le savent. Ils sont prêts. Tout est en place pour agir au moindre signal d'alerte.

À peine avons-nous franchi la porte de la chambre qu'ils installent les drains de Pierre sous succion et s'assurent que je m'écoule, goutte après goutte, me frayant un chemin à travers les tubes transparents.

Chacun a ses préférences. Cela rassure certains infirmières et infirmiers si je m'écoule lentement, autour de 30 à 50 ml par heure. À peine deux ou trois cuillères à soupe.

D'autres tolèrent un peu plus, selon le moment, l'état du patient ou les traitements reçus.

Ils savent qu'il ne suffit pas d'attendre que les chiffres dépassent un seuil. Il faut surveiller, juger et parfois agir avant que la situation ne s'emballe.

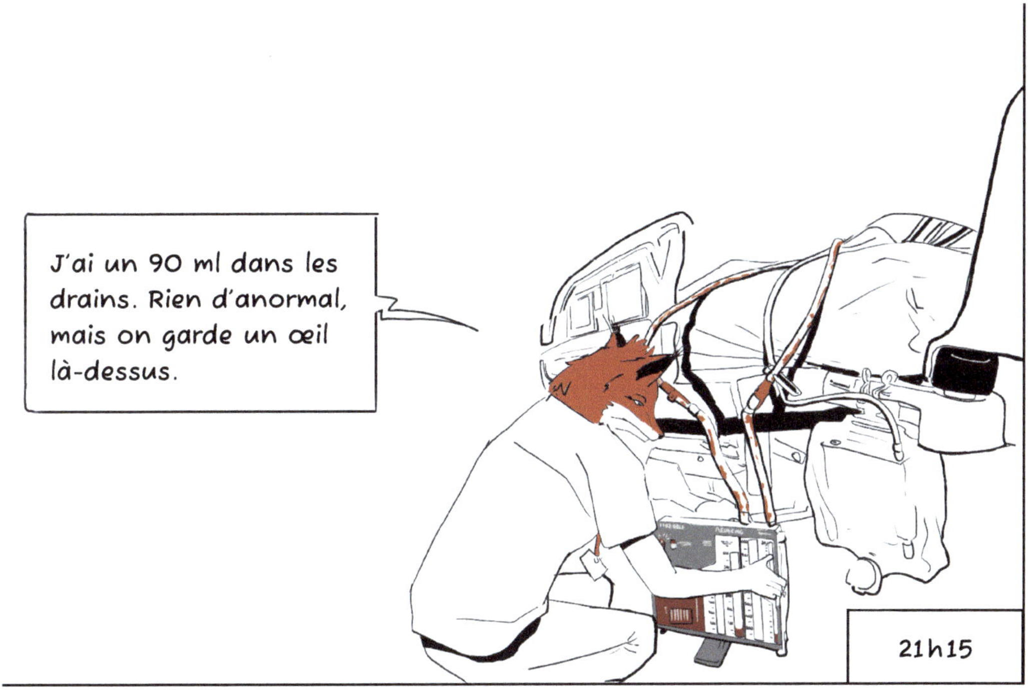

Bien sûr, on me scrute à la loupe. Mais ce n'est qu'une partie du portrait.

Corinne vérifie aussi le pansement, la fréquence cardiaque, la pression artérielle, la respiration et bien d'autres paramètres. Tout semble en ordre.

Elle remet son rapport à Sacha, qui note rigoureusement chaque observation.

Tout doit être évalué rapidement pour détecter le moindre signe de détérioration. La vigilance est au maximum.

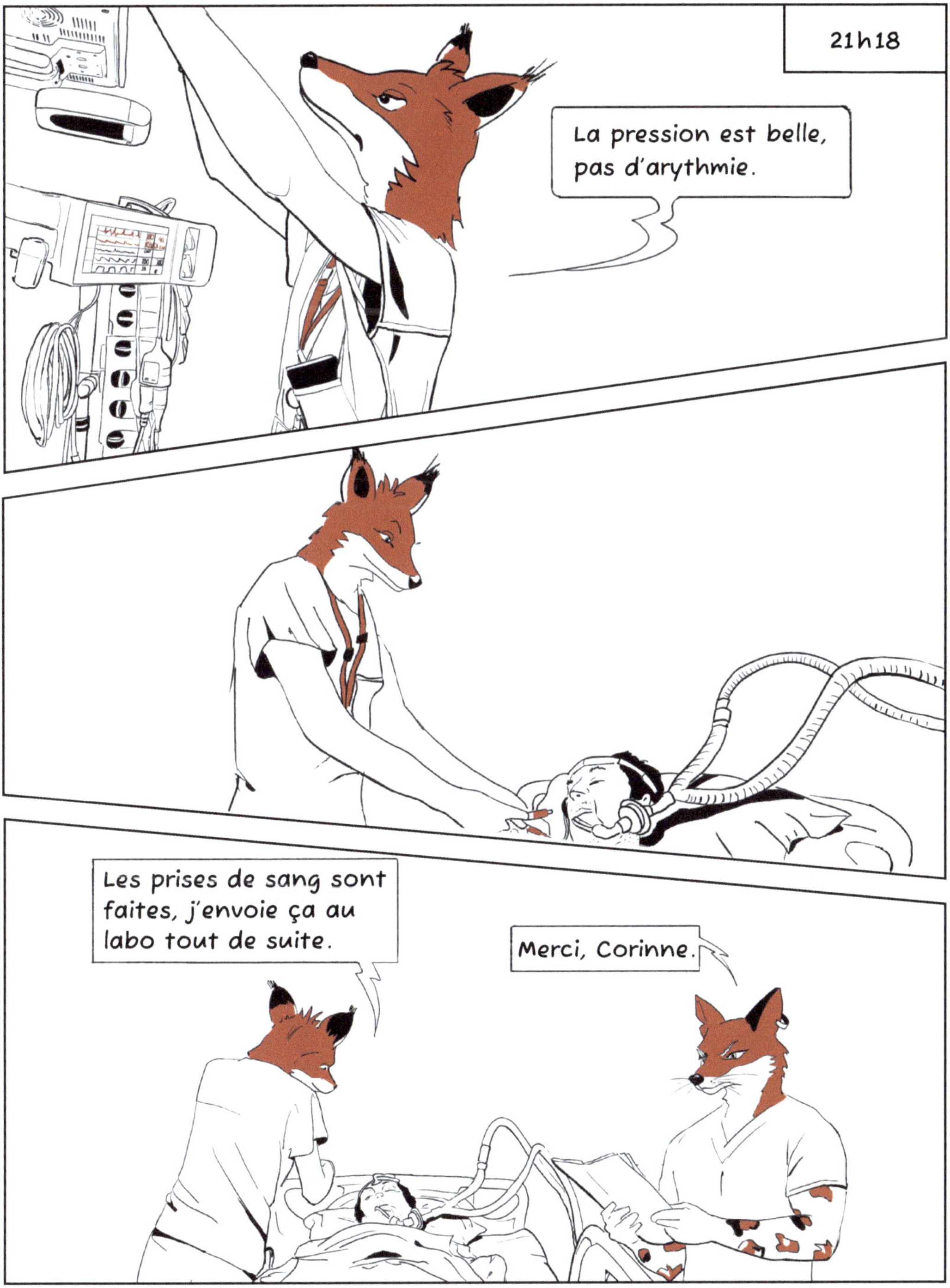
21h18
La pression est belle, pas d'arythmie.
Les prises de sang sont faites, j'envoie ça au labo tout de suite.
Merci, Corinne.

J'ai un peu froid en ce moment. Pour que ma coagulation soit efficace, il faut maintenir la température corporelle entre 36 °C et 37 °C.

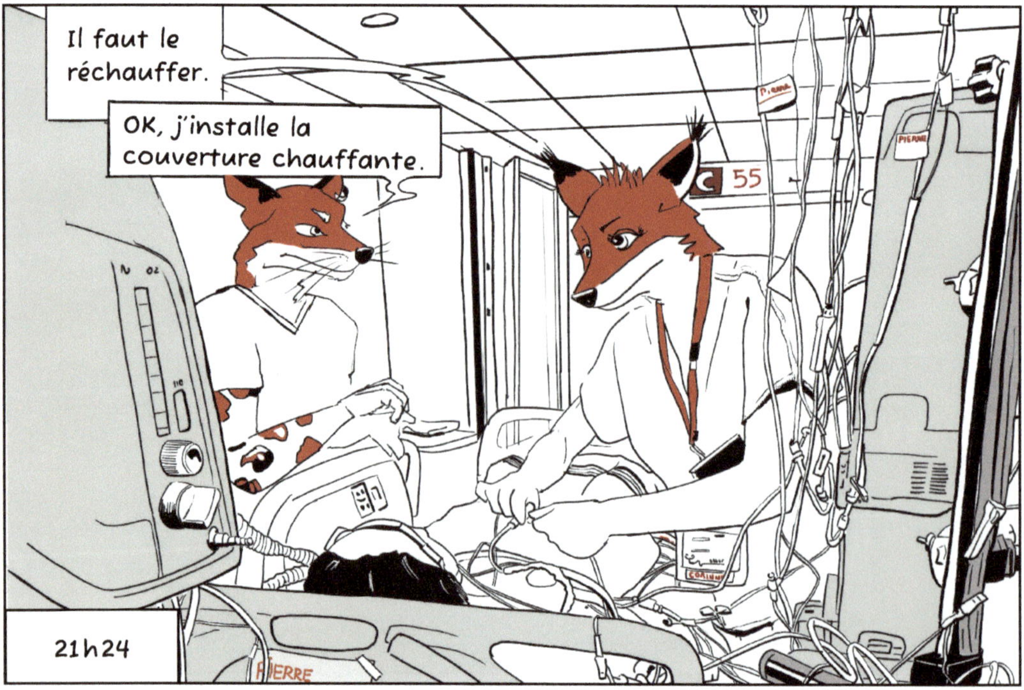

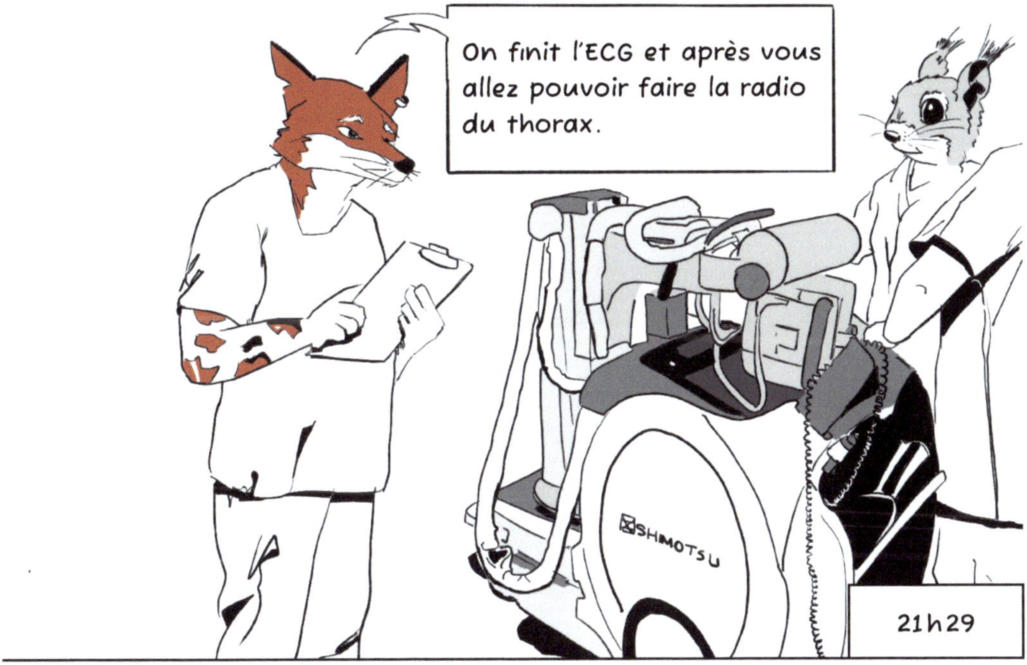


Le brouhaha de l'arrivée est retombé. Nous entrons dans un cycle de surveillance attentive, moins fébrile, mais on ne baisse jamais la garde !

Sacha reste auprès de Pierre. Il garde un œil sur moi et sur tout le reste : le moniteur cardiaque, les drains, l'état clinique, les résultats de laboratoire qui arrivent au compte-gouttes.

Comme pour les drains, il ne suffit pas de lire les chiffres. Il faut suivre les tendances, traduire des signes discrets pour deviner la trajectoire du patient. C'est dans cette lecture silencieuse que s'exerce la richesse de l'expérience et la finesse du soin. On ne se contente pas d'attendre qu'une catastrophe éclate.

Si tout se déroule comme prévu, Pierre pourra bientôt être réveillé et extubé.

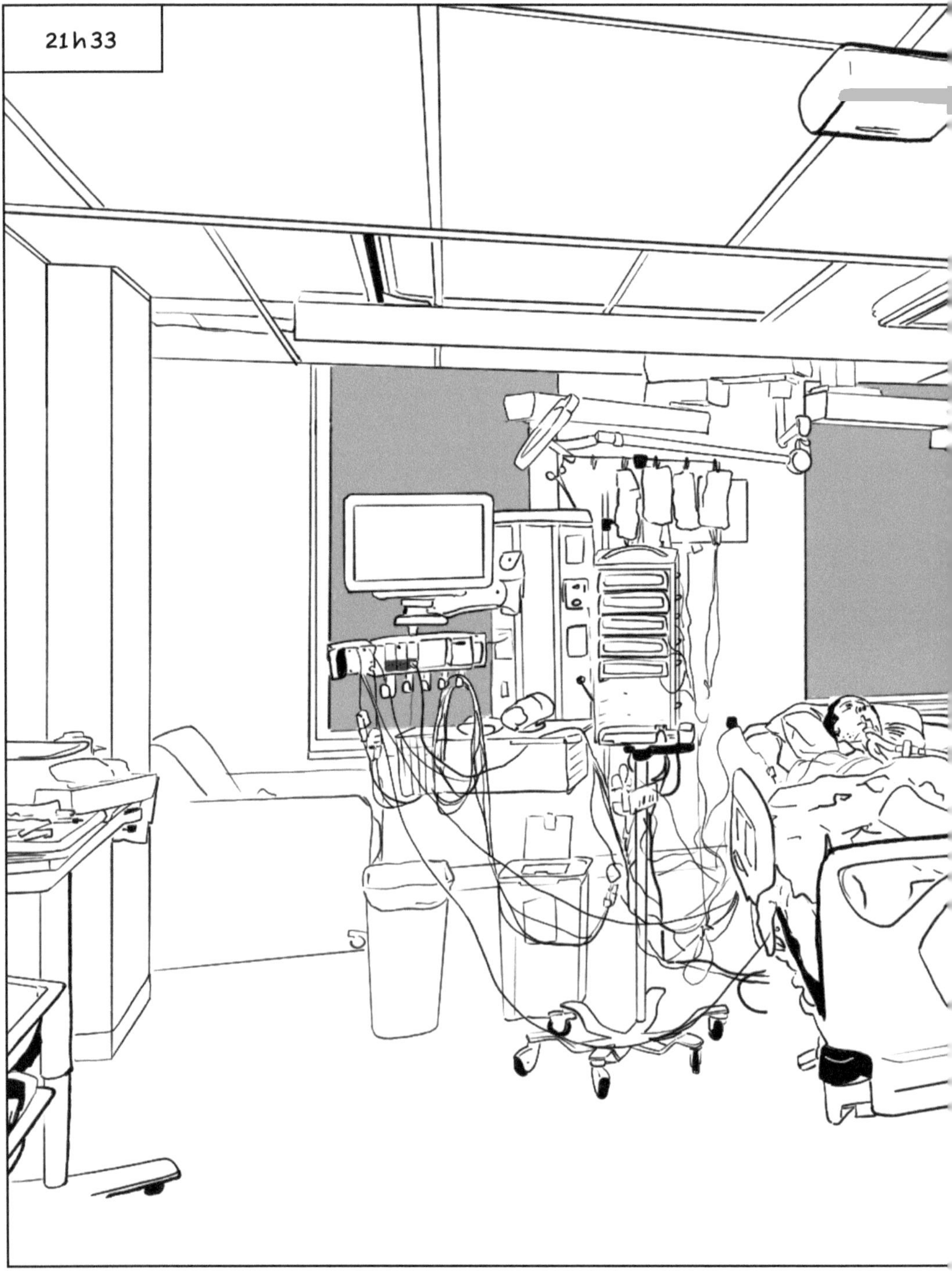
21h33

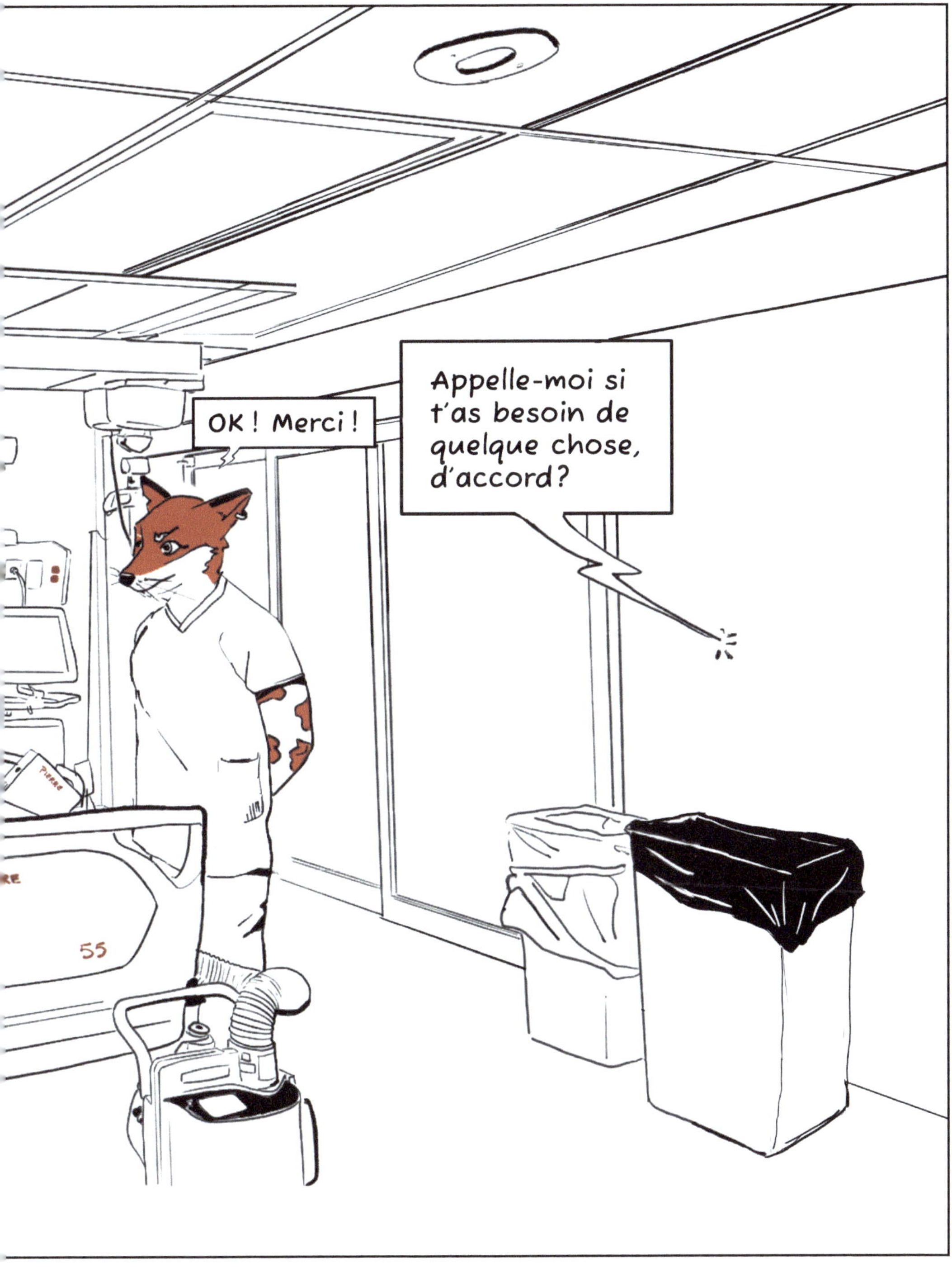
Appelle-moi si t'as besoin de quelque chose, d'accord?
OK ! Merci !
55

# Chapitre 4

## Où on se fait du mauvais sang

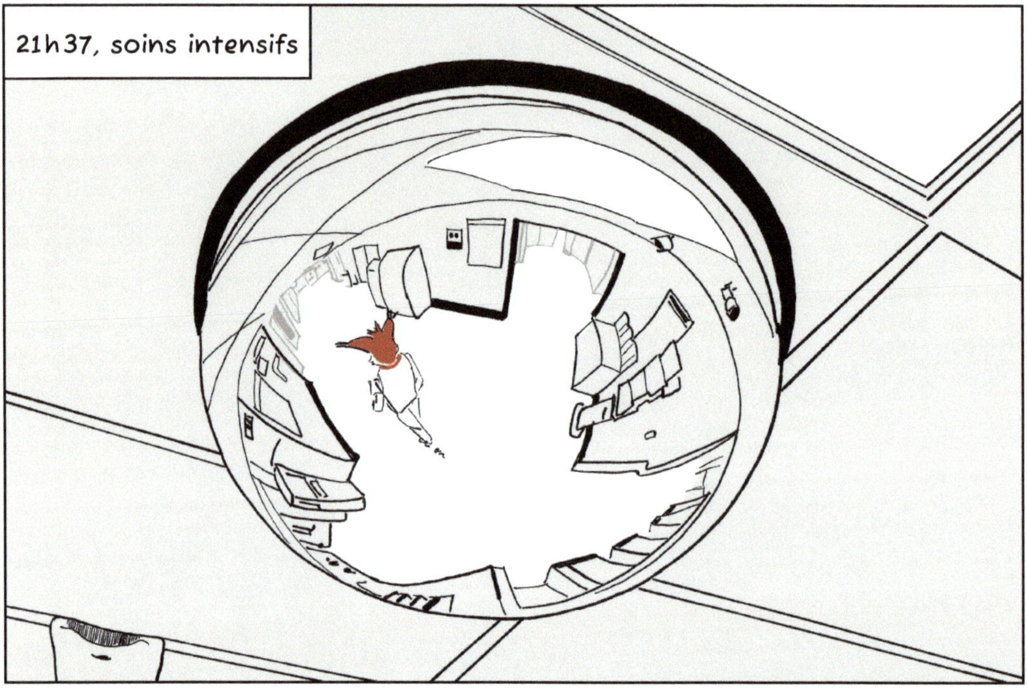
21h37, soins intensifs

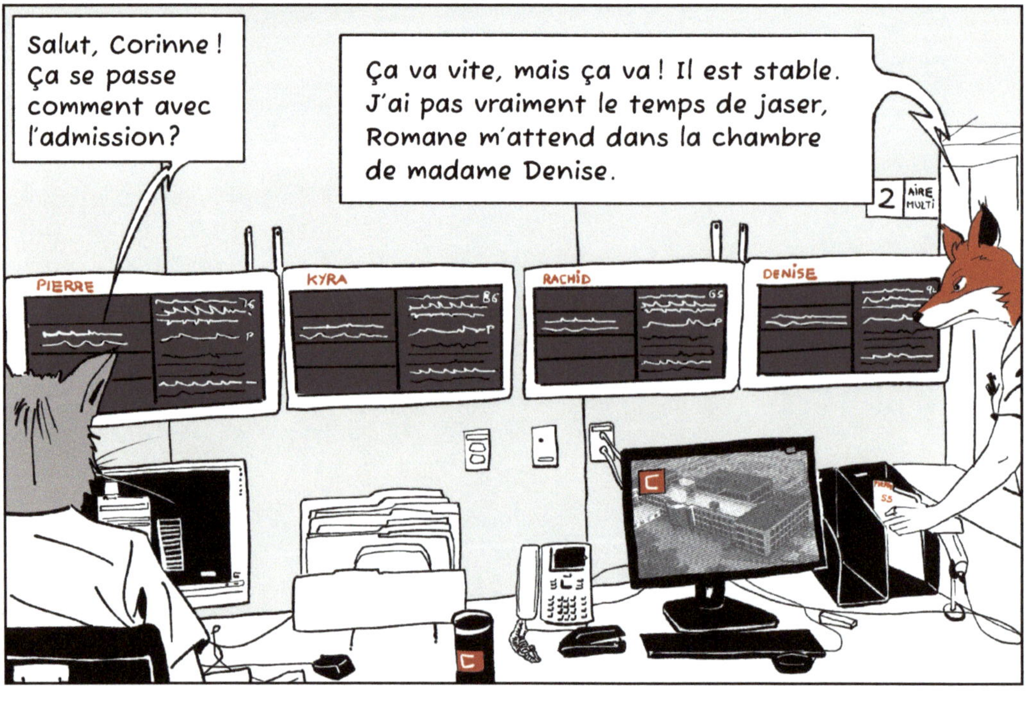
Salut, Corinne ! Ça se passe comment avec l'admission?
Ça va vite, mais ça va ! Il est stable. J'ai pas vraiment le temps de jaser, Romane m'attend dans la chambre de madame Denise.
2 AIRE MULTI
PIERRE
KYRA
RACHID
DENISE

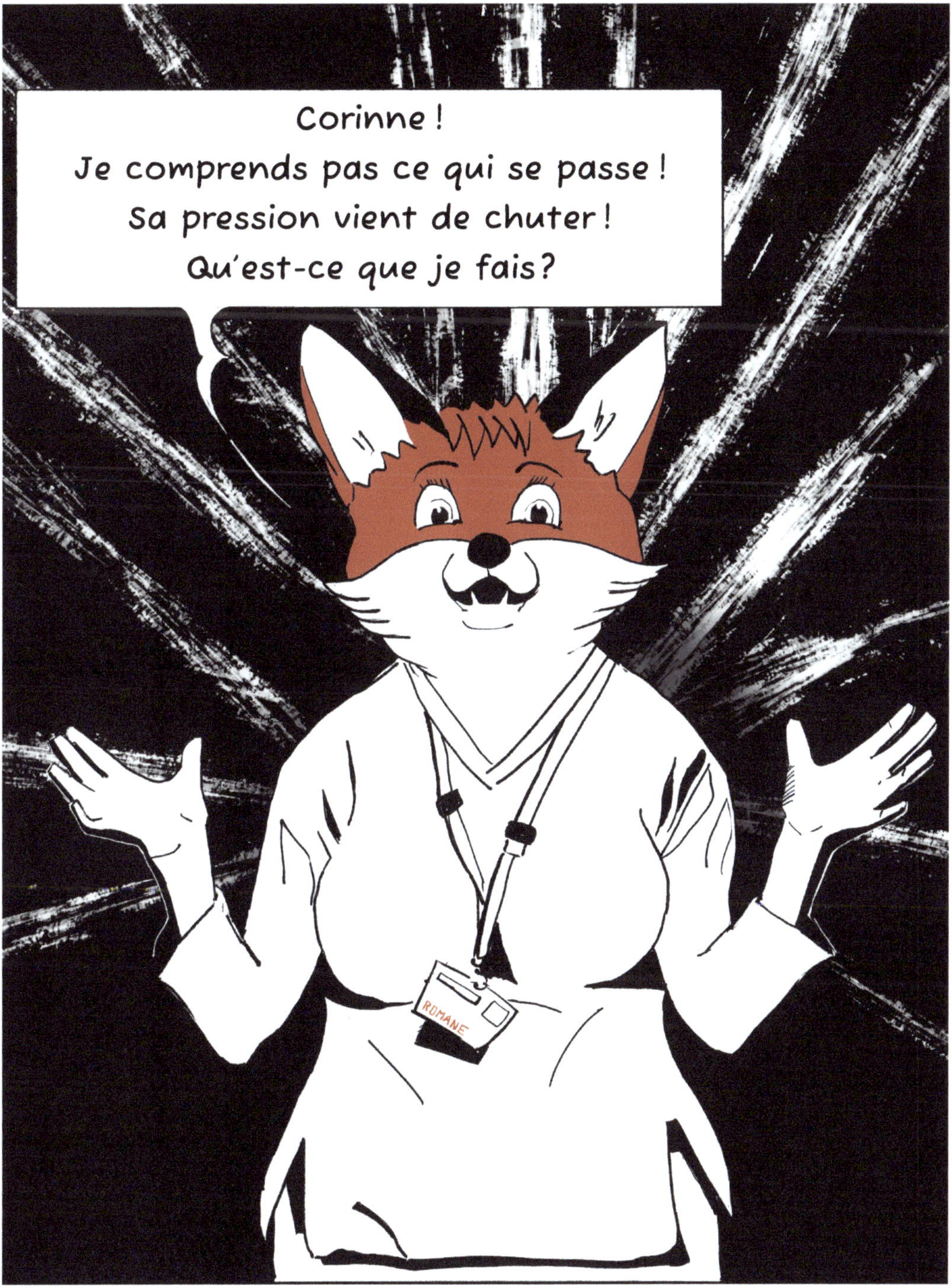
Corinne !
Je comprends pas ce qui se passe !
Sa pression vient de chuter !
Qu'est-ce que je fais?
ROMANE

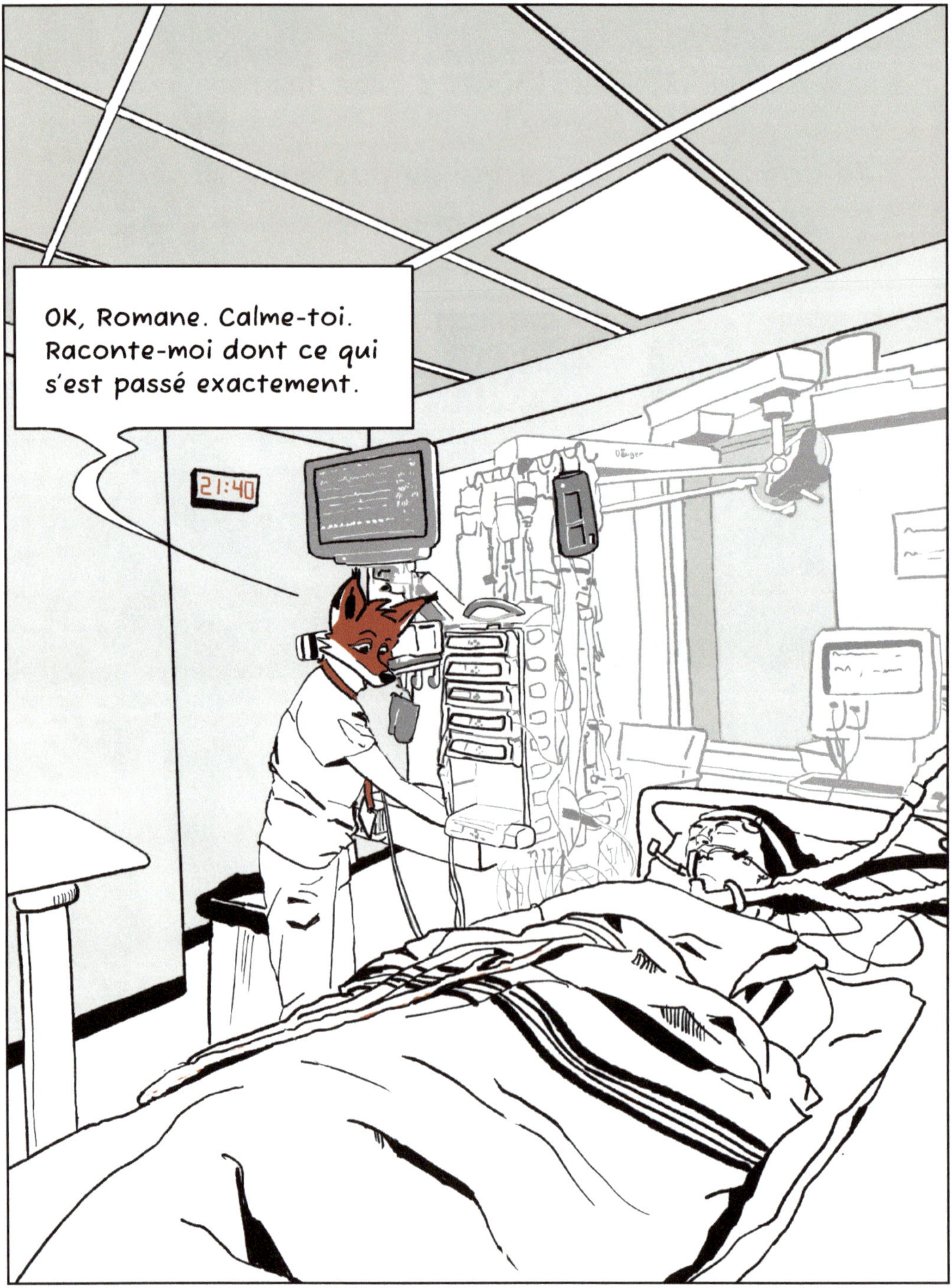
OK, Romane. Calme-toi. Raconte-moi dont ce qui s'est passé exactement.
21:40

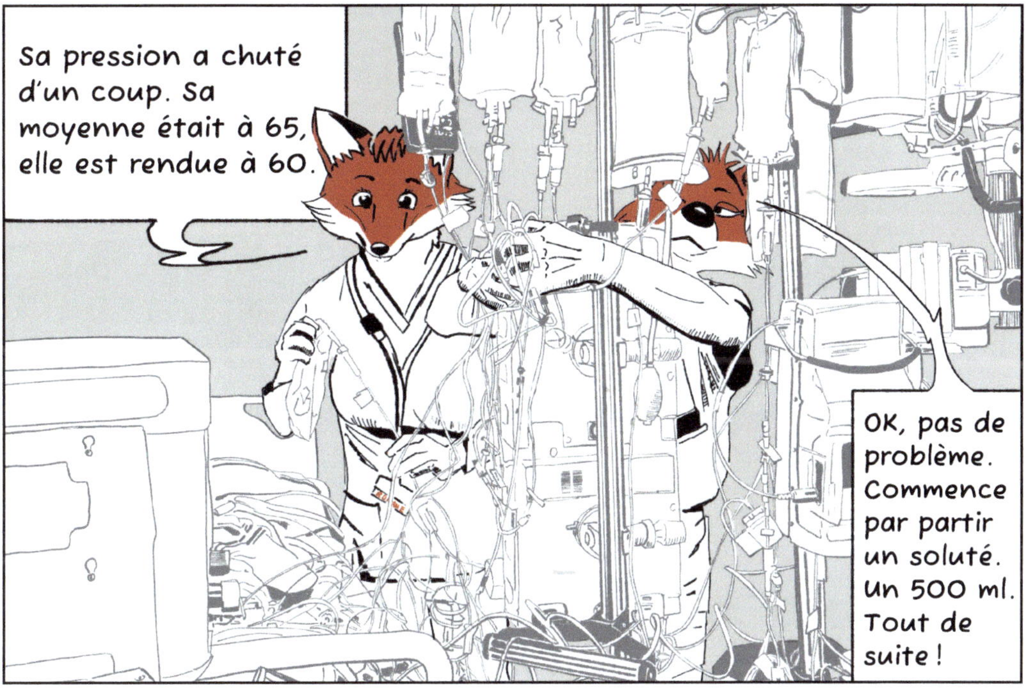


Denise, 68 ans, a subi une chirurgie de remplacement de valve cardiaque. L'intervention a causé une perte de sang plus importante que prévu. Pour remplacer la valve défectueuse, les chirurgiens ont dû ouvrir son cœur, exposant des tissus particulièrement fragiles et augmentant ainsi le risque de fuite.

Quand cela arrive, je me fais entendre : accélération de la fréquence cardiaque, chute de pression, écoulement plus rapide dans les drains...

Autant de signaux d'alerte que Corinne et Romane doivent capter et interpréter rapidement. Dans ces cas-là, chaque seconde compte.

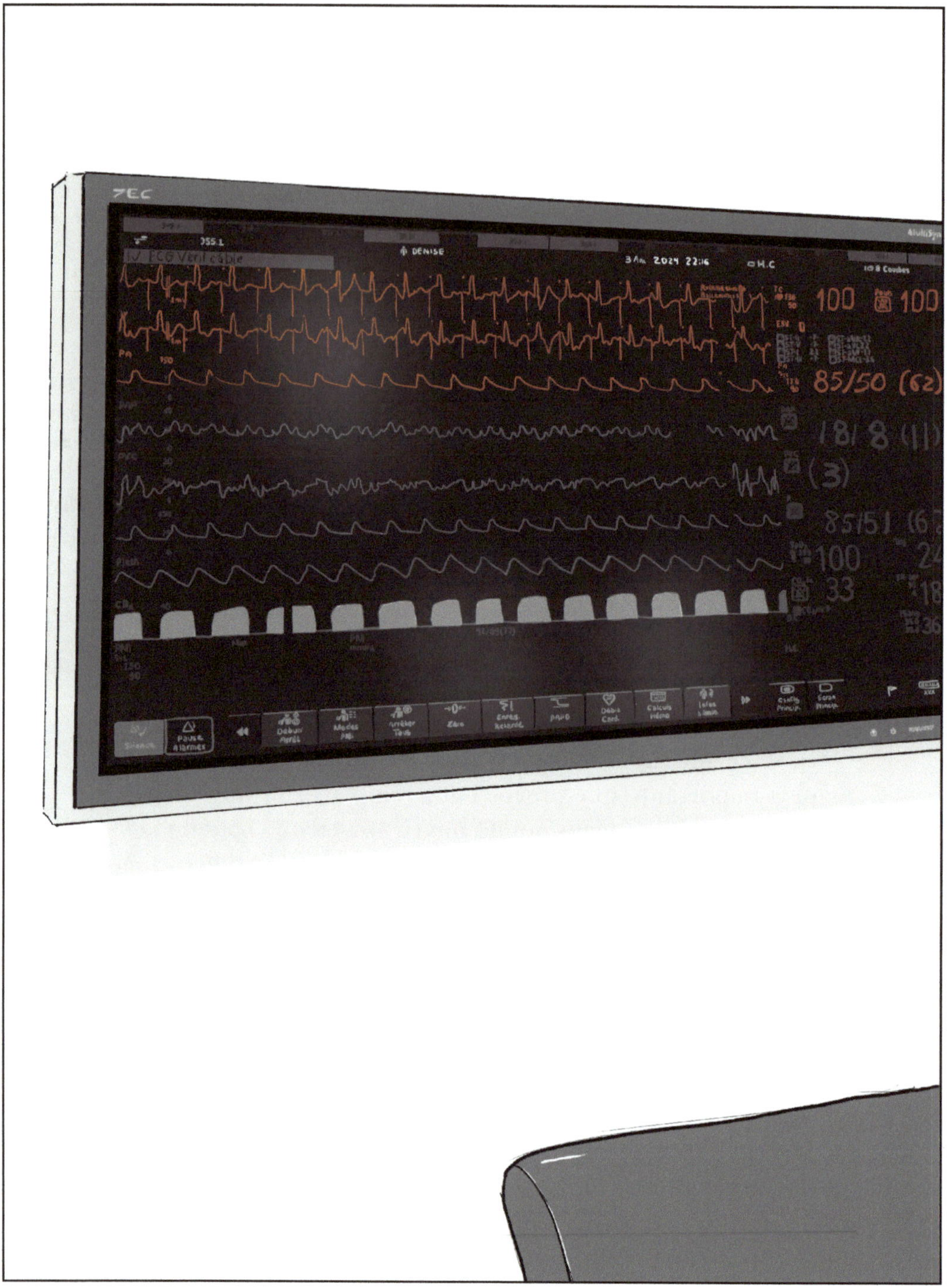
DENISE
100
100
85/50 (62)
Pause Alarmes

Pourtant, Romane surveillait très attentivement les chiffres du moniteur.

Mais Corinne, d'un seul regard, a vu ce que l'expérience lui avait appris à ne jamais négliger : les drains. Là, dans ce mince filet écarlate qui s'accélérait, elle a tout de suite compris que je posais un problème.

Si Romane est encore en formation, Corinne exerce en cardiologie depuis plusieurs années. Avec le temps, elle a appris qu'il faut toujours être aux aguets : elle capte rapidement mes signaux… et surtout, elle sait quand intervenir sans attendre.

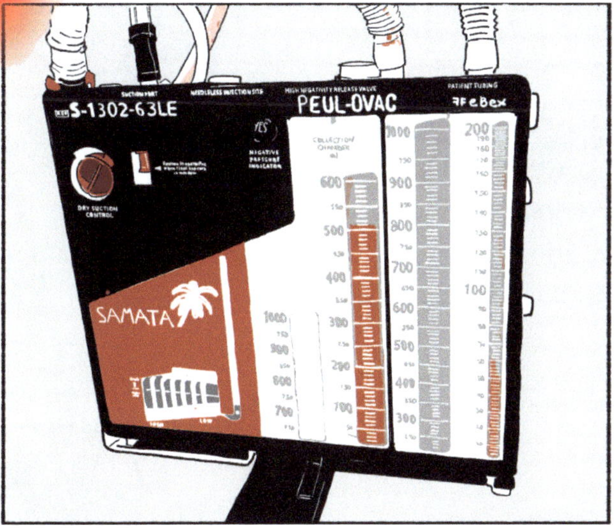

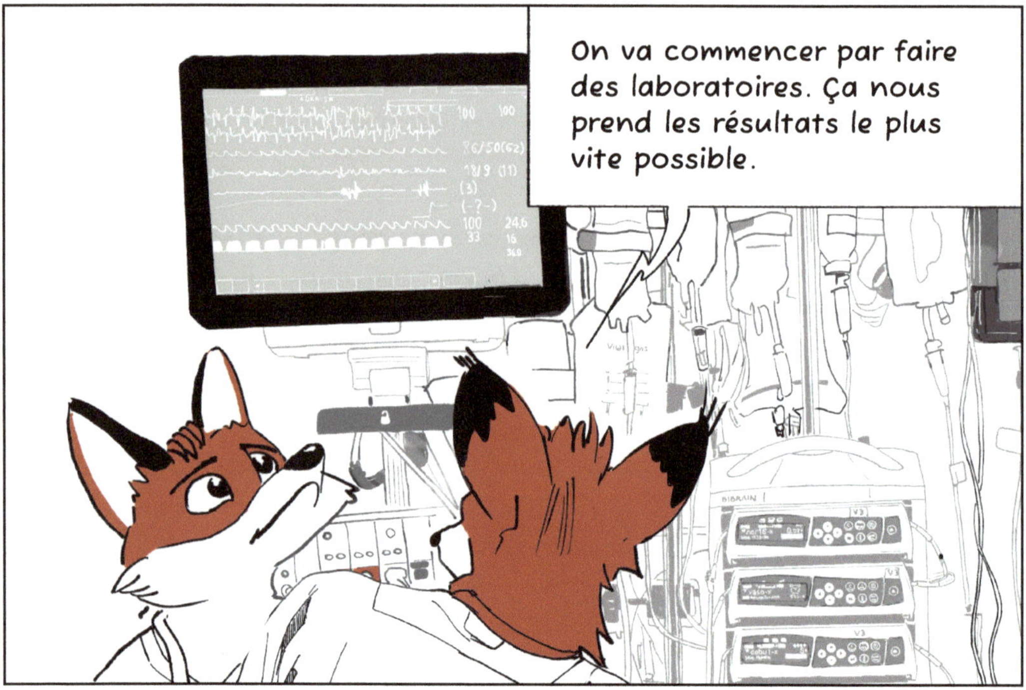
On va commencer par faire des laboratoires. Ça nous prend les résultats le plus vite possible.

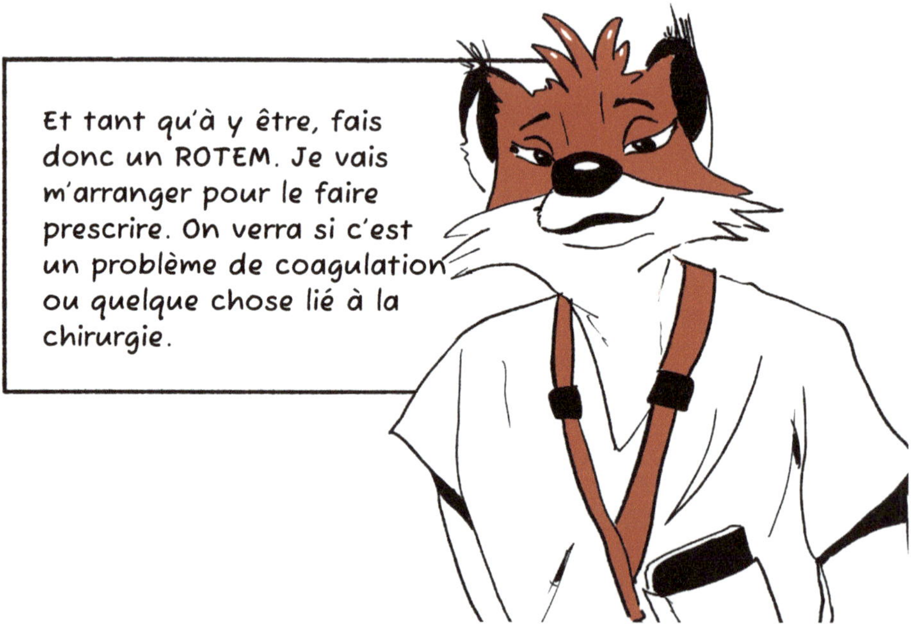
Et tant qu'à y être, fais donc un ROTEM. Je vais m'arranger pour le faire prescrire. On verra si c'est un problème de coagulation ou quelque chose lié à la chirurgie.

Quand je déborde, les infirmières et infirmiers pensent en premier lieu à un problème de coagulation – ce qu'on appelle un saignement médical.

Corinne et Romane doivent alors obtenir des analyses de laboratoire : temps de coagulation (PTT, INR, ACT), compte de plaquettes.

Souvent, elles n'attendent pas d'ordonnance : on demande certaines analyses presque par réflexe, selon l'expérience, le jugement clinique, les habitudes locales, les appareils à portée de main... et la vitesse à laquelle il faut agir.

Mais pour utiliser des outils plus spécialisés, comme la thromboélastométrie (ROTEM) – un test qui évalue la qualité globale de la coagulation en temps réel –, il faut une ordonnance médicale.

En soins intensifs, savoir quoi demander – et quand – fait toute la différence.

Ces analyses sont redoutablement précises, je n'ai aucun secret. Toutes mes propriétés, composants et fonctions seront exposées dans le rapport que Corinne et Romane recevront.

Grâce à leurs observations, elles devinent déjà ce qui se passe. Mon rythme, ma couleur, ma texture, ma température... tout leur parle.

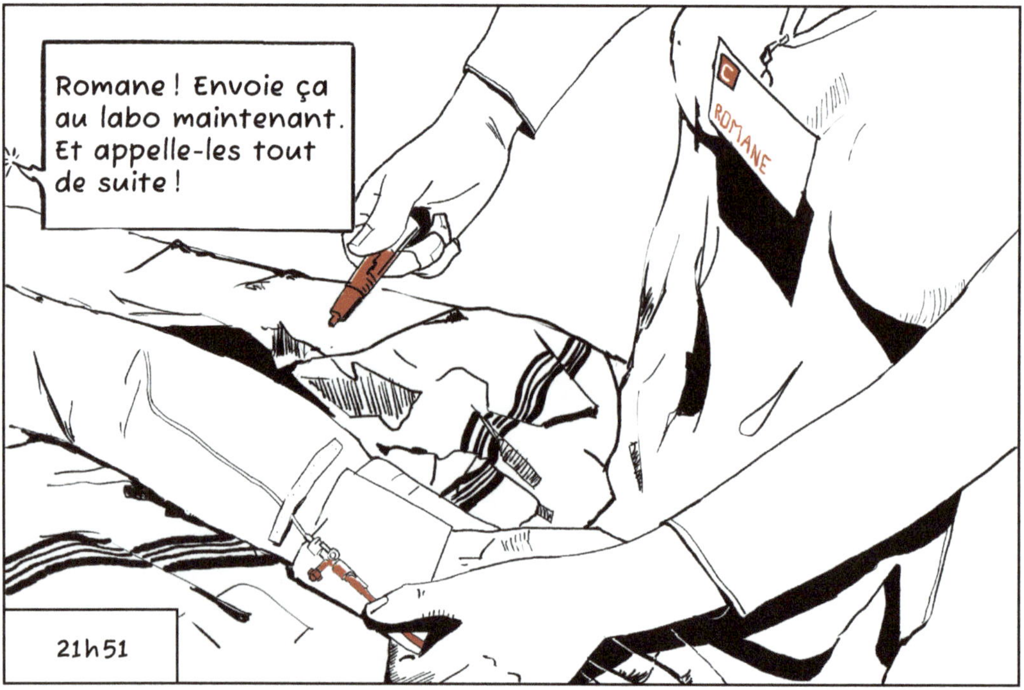

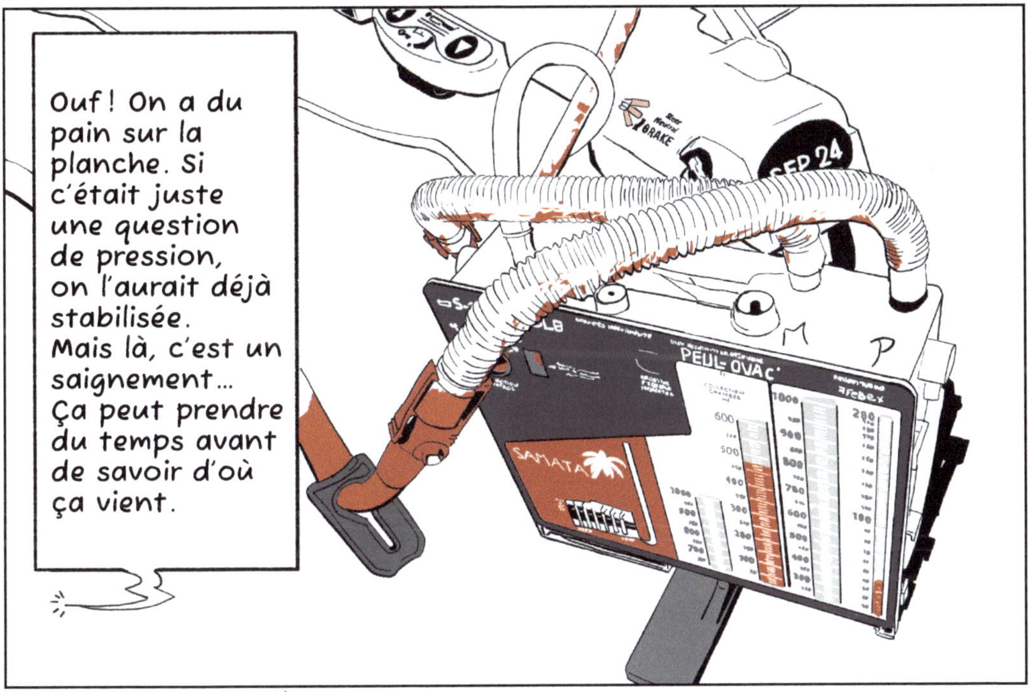


Quand je deviens sombre, épais, lent, cela vient renforcer l'hypothèse d'un trouble de la coagulation.

Mais si je suis clair, vif, chaud et que je m'écoule en filet rapide, là, c'est une autre histoire. L'hypothèse d'un saignement chirurgical devient plus probable. Un point de suture qui lâche, une hémostase imparfaite, une fuite au site opératoire... Un saignement actif, parfois brutal.

Et dans leur esprit plane une autre inquiétude constante : la tamponnade. Si je ralentis brutalement, il est possible que je sois en train de m'accumuler à un endroit où je ne devrais pas. Je pourrais alors exercer une pression sur le cœur et l'empêcher de battre correctement.

Corinne et Romane doivent alors être encore plus à l'affût. Au moindre doute, elles alerteront immédiatement l'équipe médicale pour confirmer le diagnostic.

L'état de Denise est précaire, mais stable. Corinne et Romane choisissent de patienter, de surveiller chaque battement, chaque goutte, en attendant les résultats.

Si quelque chose dérape, elles sont prêtes à passer à une autre vitesse.

L'attente est longue. Et même si Corinne reste calme pour rassurer Romane, je sens la tension flotter dans l'air.

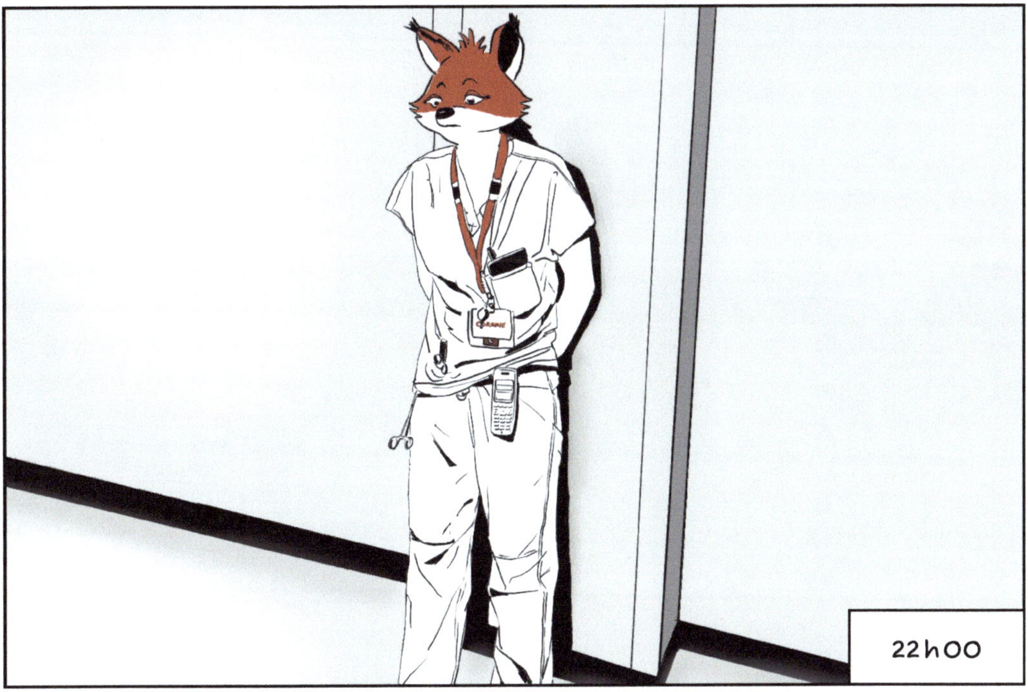

# Chapitre 5

## Où le sang fait de nouvelles rencontres

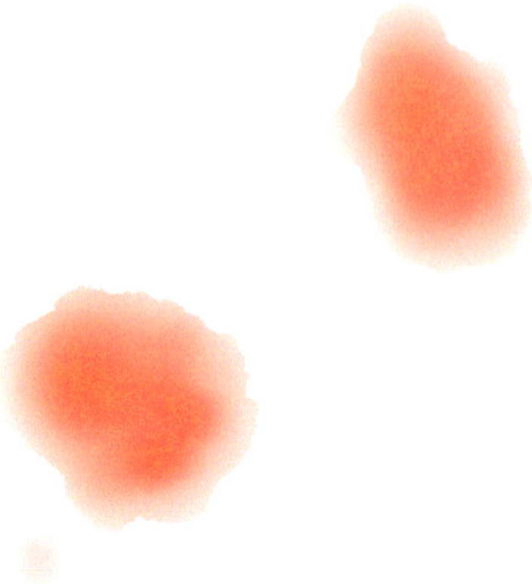

Pendant ce temps, je suis envoyé au laboratoire par le système pneumatique. Le trajet ne dure que quelques minutes : propulsion dans les conduits, arrivée au poste central, réception par un technicien.

Là, je suis analysé. Chaque composant, chaque cellule, chaque valeur est mesurée et comparée aux normes.

Corinne et Romane peuvent surveiller Denise et stabiliser la situation. Mais sans les résultats, impossible de déterminer la cause du saignement et de résoudre définitivement le problème.

L'attente prend fin. Il est maintenant temps d'agir.

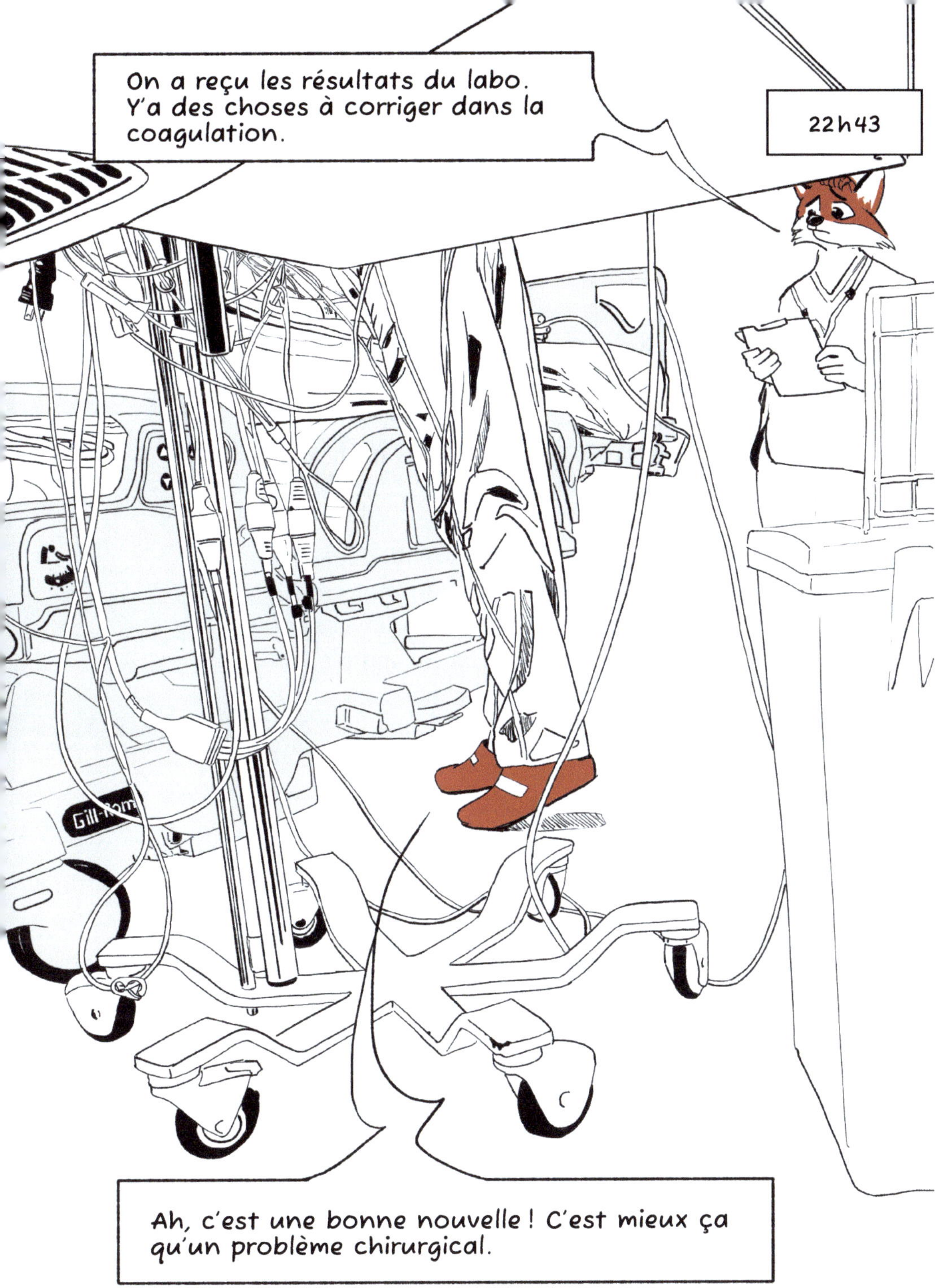
On a reçu les résultats du labo. Y'a des choses à corriger dans la coagulation.
22h43
Gill-Rom
Ah, c'est une bonne nouvelle ! C'est mieux ça qu'un problème chirurgical.

Bonne nouvelle ? Plus facile à dire qu'à faire. Arrêter un saignement médical, c'est loin d'être simple !

Heureusement, Corinne et Romane savent exactement ce qu'elles doivent faire : me donner ce qui manque pour coaguler, contrôler ma température, ajuster la ventilation, calmer l'agitation.

Mais si la marche à suivre est claire, elles ne peuvent pas toujours agir librement. Ici, chaque intervention a ses règles. Un agent de coagulation, une transfusion, un médicament : tout traitement doit être prescrit. Pas question de franchir la ligne sans autorisation, même quand chaque minute compte.

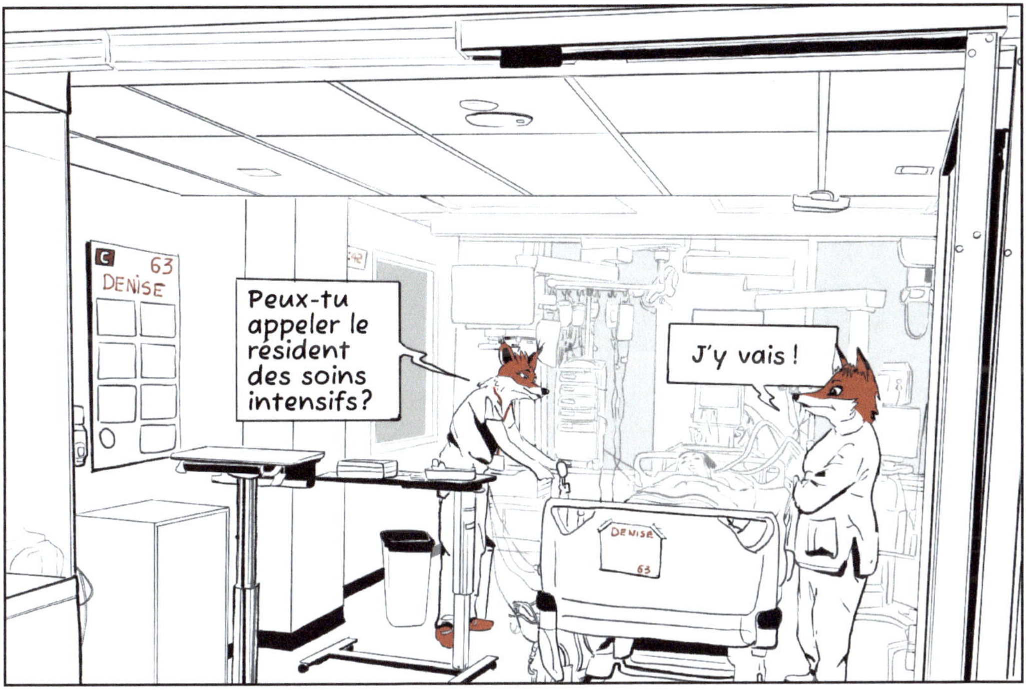


C'est une course à obstacles, mais Corinne est une athlète bien entraînée. Avec l'expérience, elle sait naviguer entre les protocoles, les hiérarchies et les différentes sensibilités des membres de l'équipe. Elle a déjà commencé à prévenir discrètement l'équipe médicale : « Juste pour que vous sachiez... »

Préparer le terrain sans provoquer d'alarme, tout en anticipant les prochaines étapes.

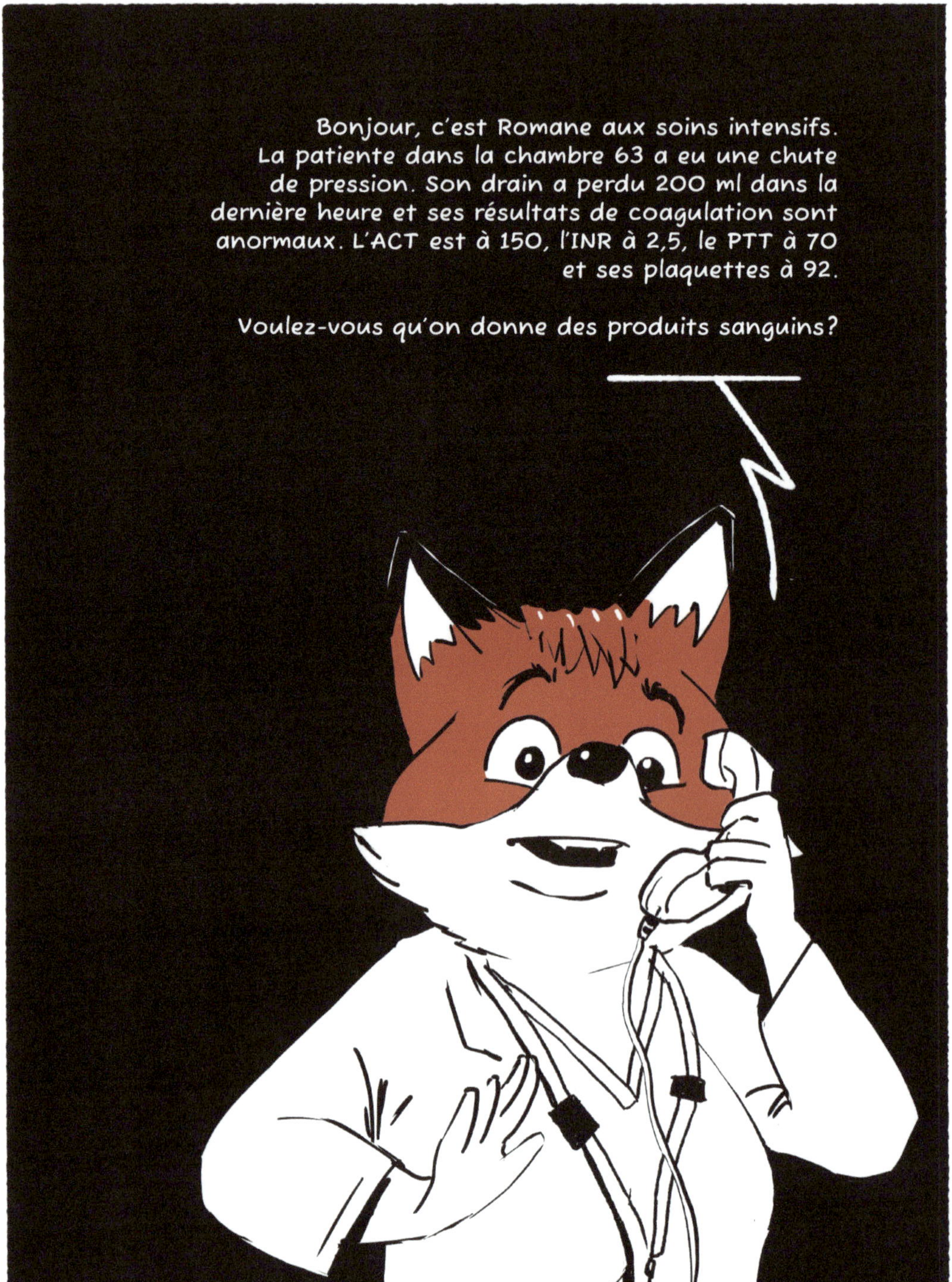
Bonjour, c'est Romane aux soins intensifs. La patiente dans la chambre 63 a eu une chute de pression. Son drain a perdu 200 ml dans la dernière heure et ses résultats de coagulation sont anormaux. L'ACT est à 150, l'INR à 2,5, le PTT à 70 et ses plaquettes à 92.
Voulez-vous qu'on donne des produits sanguins?

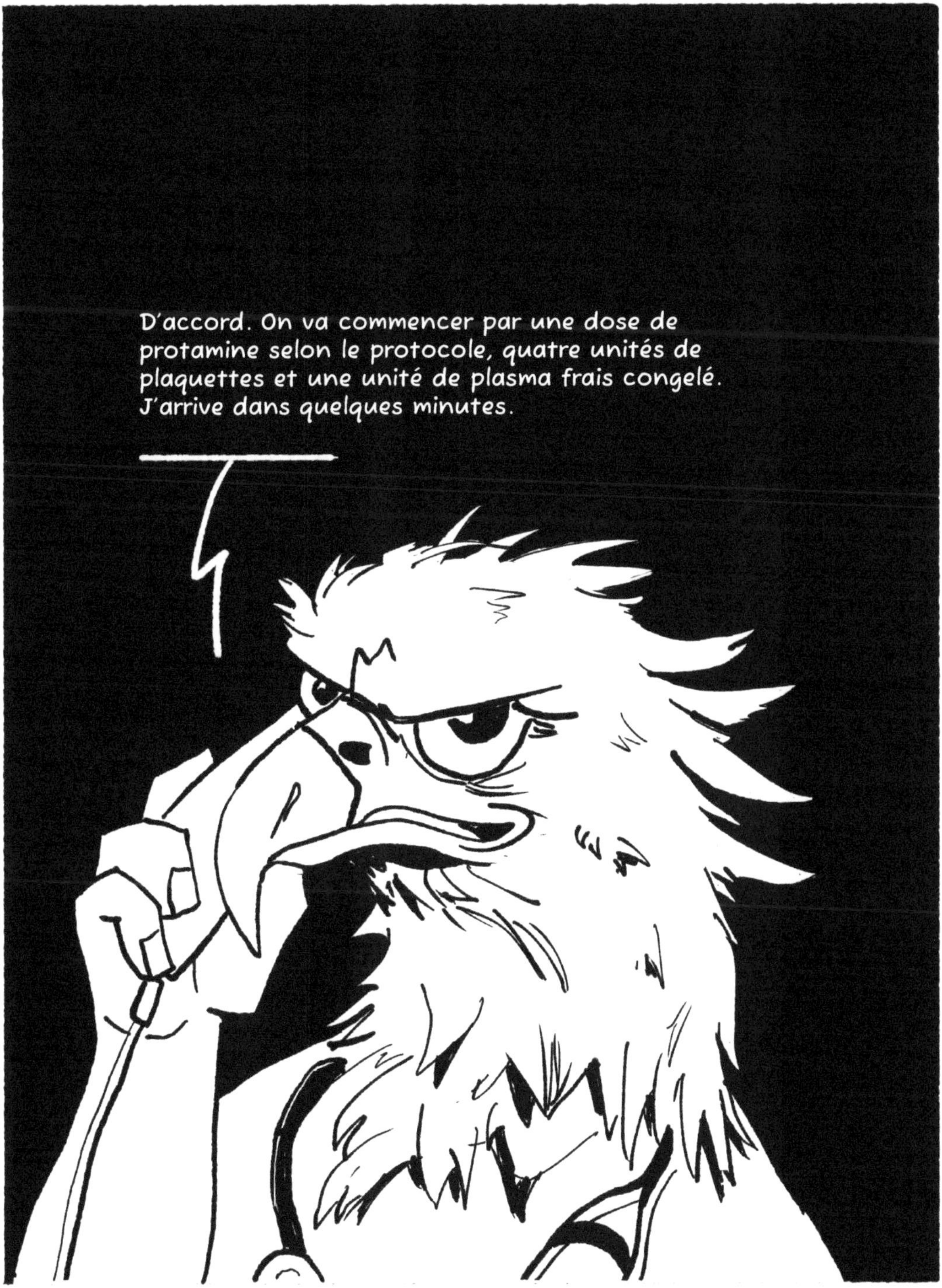
D'accord. On va commencer par une dose de protamine selon le protocole, quatre unités de plaquettes et une unité de plasma frais congelé. J'arrive dans quelques minutes.

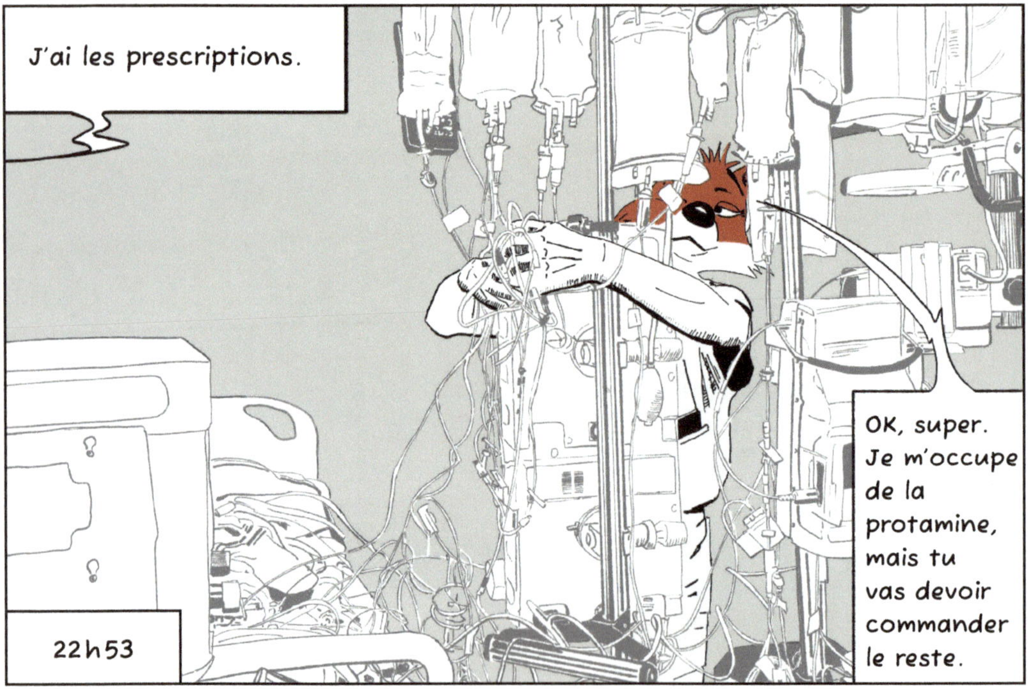


Le feu vert est donné, mais la course est loin d'être terminée.

Les produits nécessaires – plasma, plaquettes, agents de coagulation – ne sont pas tous disponibles dans l'unité.

Il faut les commander dans une banque de sang qui doit faire plusieurs vérifications. La moindre incompatibilité avec ma composition et c'est la réaction transfusionnelle grave.

Même si la ligne d'arrivée approche, le terrain reste semé d'embûches.

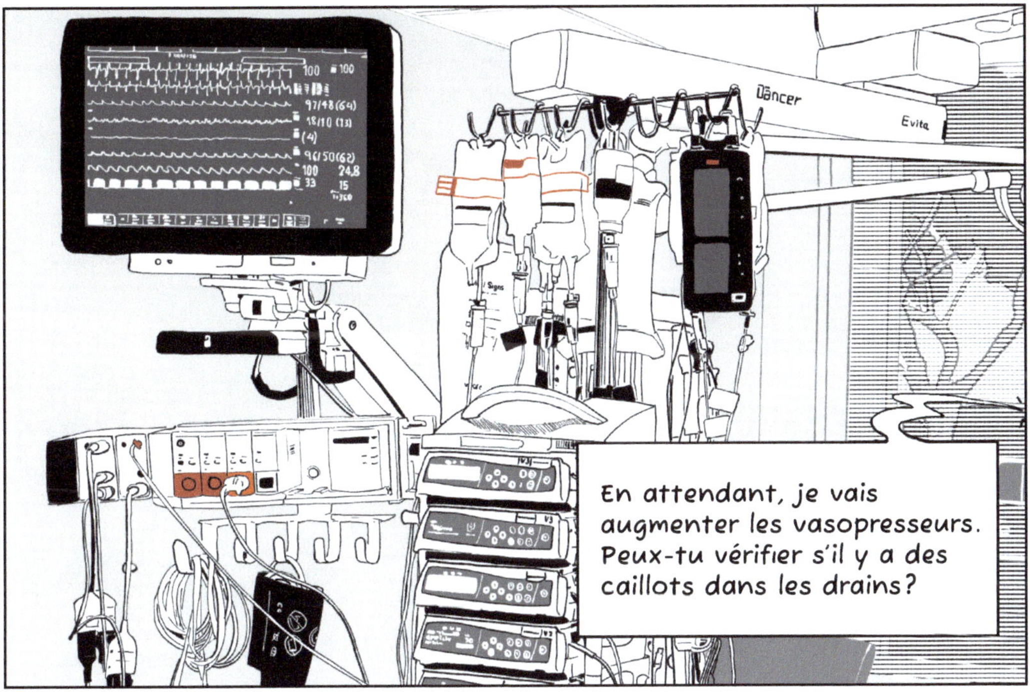


Corinne et Romane peuvent quand même s'affairer utilement sans attendre de prescription : ajuster les vasopresseurs, réchauffer la patiente, la surveiller de près, soulager la douleur.

Mais cette autonomie dépend des règles locales. Ce qui est autorisé ici ne l'est pas forcément ailleurs.

Il s'agit d'une marge de manœuvre, pas d'une pleine liberté.

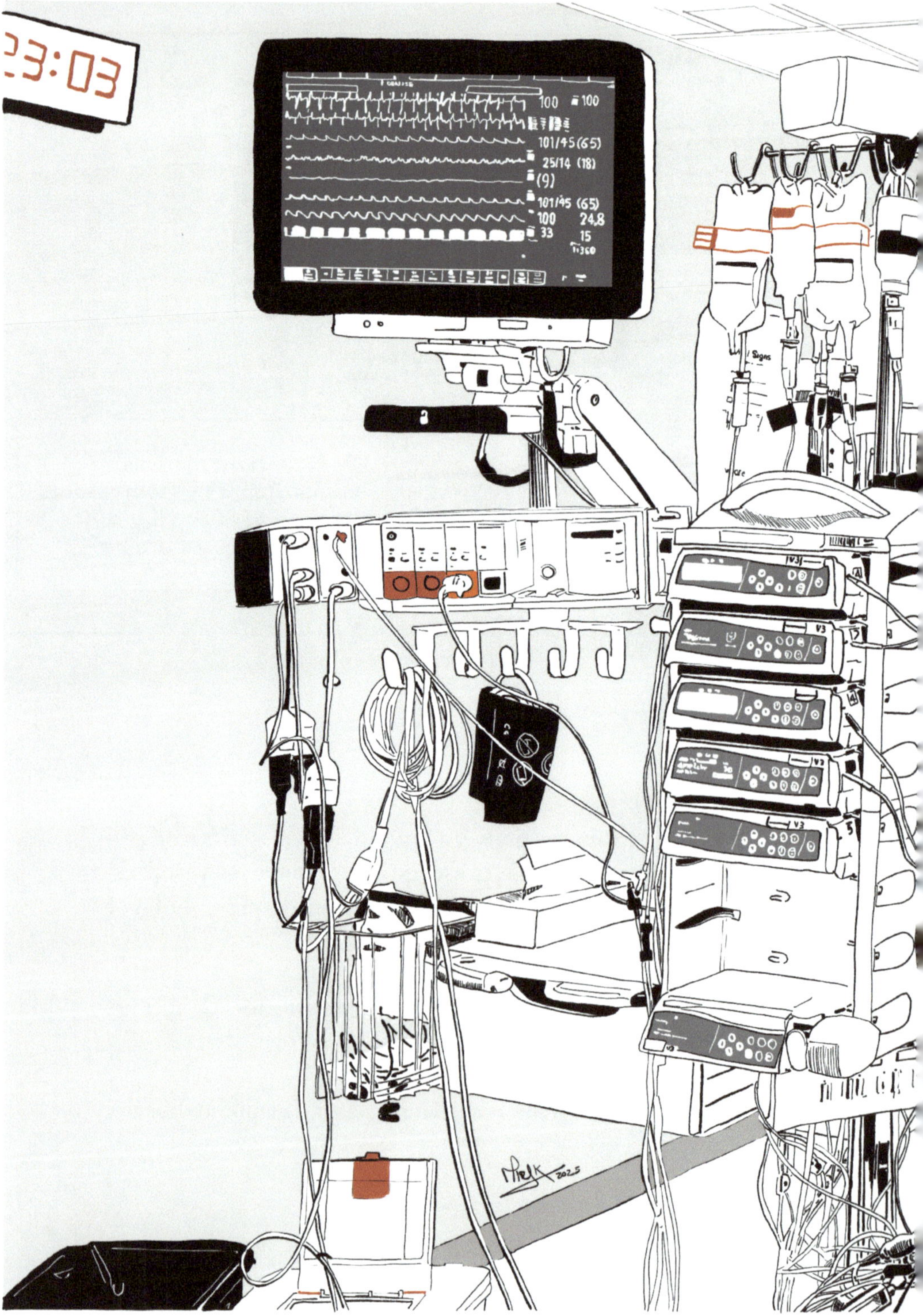
23:03
100
100
101/45 (65)
25/14 (18)
(9)
101/45 (65)
100
24.8
33
15
Signs
Mireia K 2023

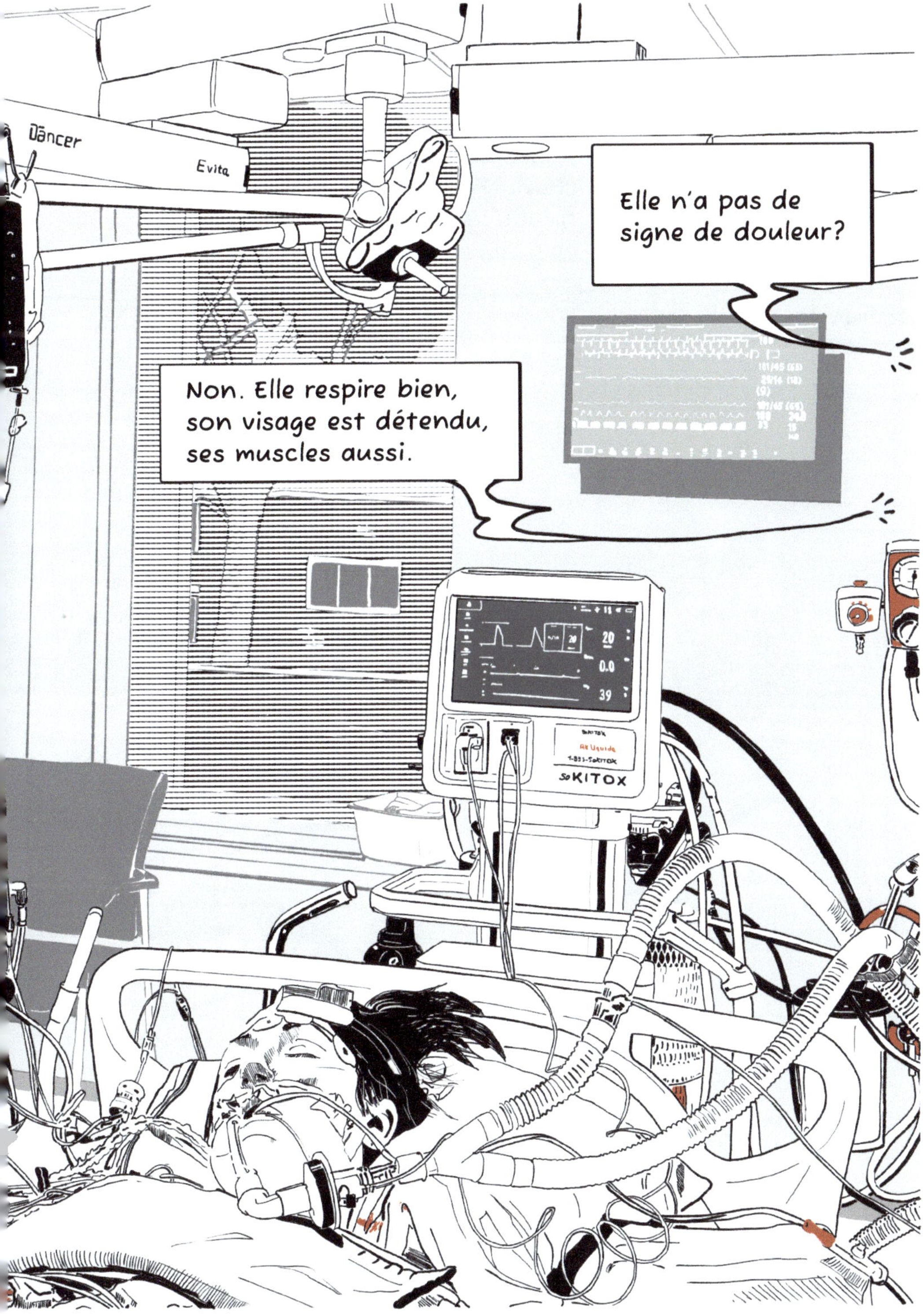
Evita
Elle n'a pas de signe de douleur?
Non. Elle respire bien, son visage est détendu, ses muscles aussi.
SoKITOX

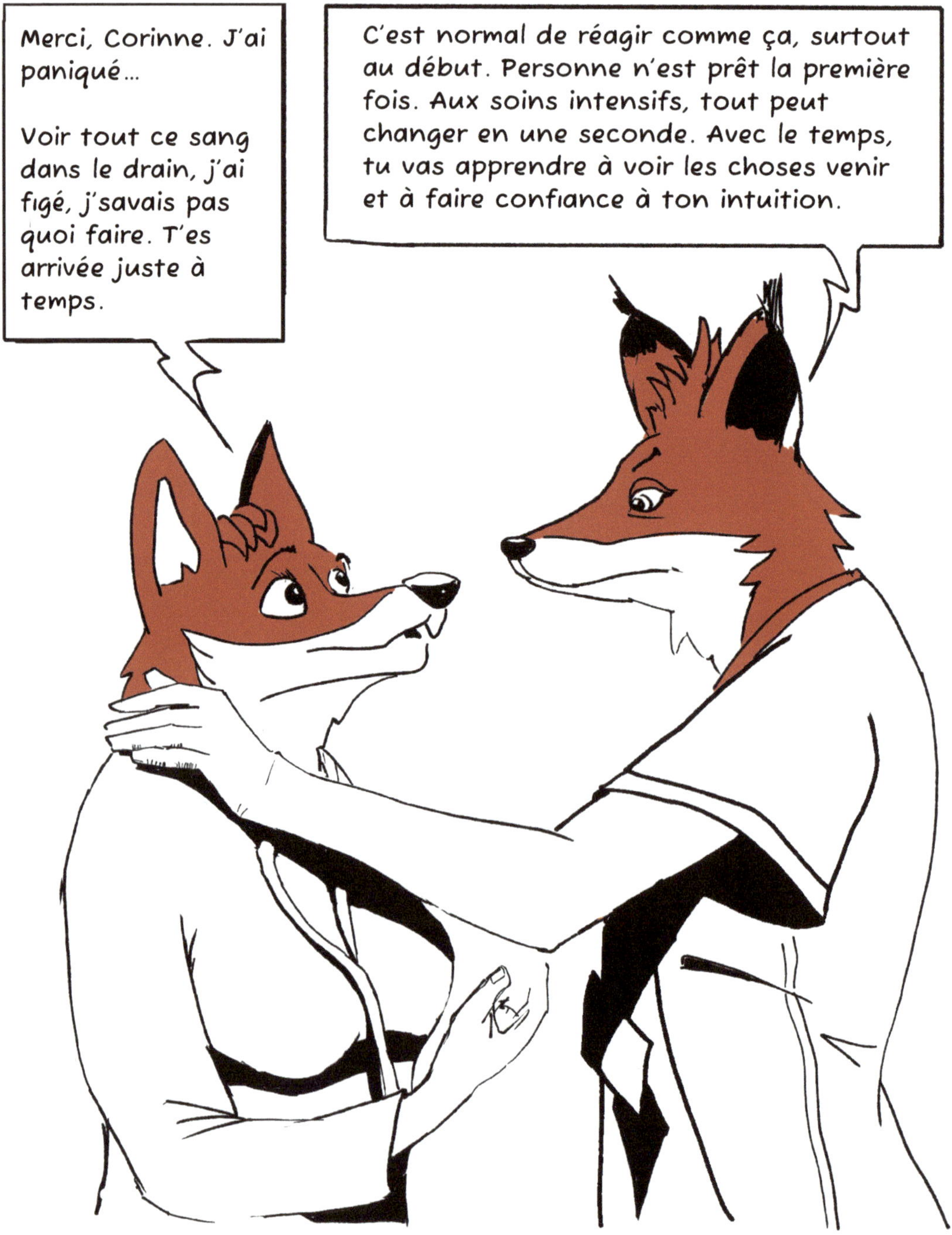
Merci, Corinne. J'ai paniqué…
Voir tout ce sang dans le drain, j'ai figé, j'savais pas quoi faire. T'es arrivée juste à temps.
C'est normal de réagir comme ça, surtout au début. Personne n'est prêt la première fois. Aux soins intensifs, tout peut changer en une seconde. Avec le temps, tu vas apprendre à voir les choses venir et à faire confiance à ton intuition.

Corinne parle d'intuition, mais c'est bien plus que ça. Avec l'expérience, elle a appris à repérer le moindre petit signe. Son jugement s'est affiné, jusqu'à ce que certaines décisions deviennent presque automatiques.

Mais même avec cette expertise, elle reste vigilante. Elle sait qu'elle peut se tromper, que trop de confiance ou d'adrénaline peuvent brouiller la vue d'ensemble. Alors elle pose des questions, réfléchit tout haut, et surtout, elle explique. Romane écoute, observe, apprend. Ce n'est pas qu'une transmission de gestes : c'est un raisonnement partagé.

Le jugement clinique se construit par l'expérience, mais aussi grâce aux échanges entre les membres de l'équipe.

# Chapitre 6

## Où le sang retourne aux sources

À quelques pas de là, Pierre se remet bien. Son pansement est propre, ses signes vitaux sont stables. Je circule sans encombre. Pas de saignement, pas de caillot dans les drains.

Au petit matin, il est extubé. Sa respiration est régulière, son regard clair. Sacha l'aide à s'asseoir. Bouger tôt après une chirurgie, c'est essentiel : cela favorise le retour veineux, prévient les caillots, réduit les complications respiratoires... et parfois, redonne un peu d'appétit.

Tout est sur la bonne voie, du moins sur le plan clinique. Mais pour les proches, l'inquiétude persiste, même quand les nouvelles sont rassurantes.

Accompagnée d'une préposée, la conjointe de Pierre approche doucement, le pas un peu hésitant.

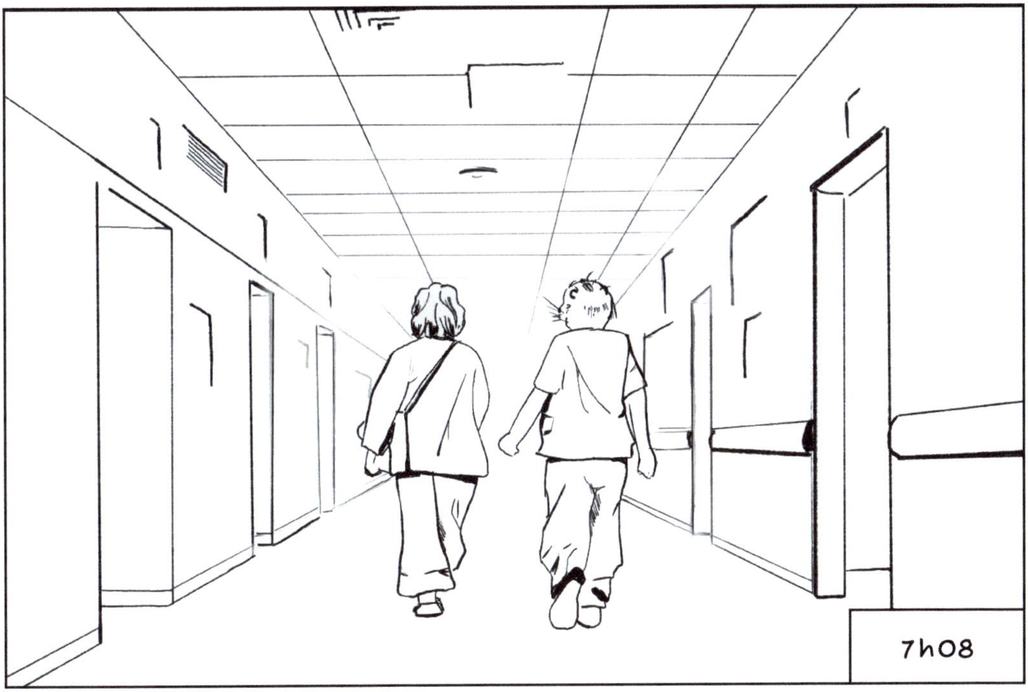

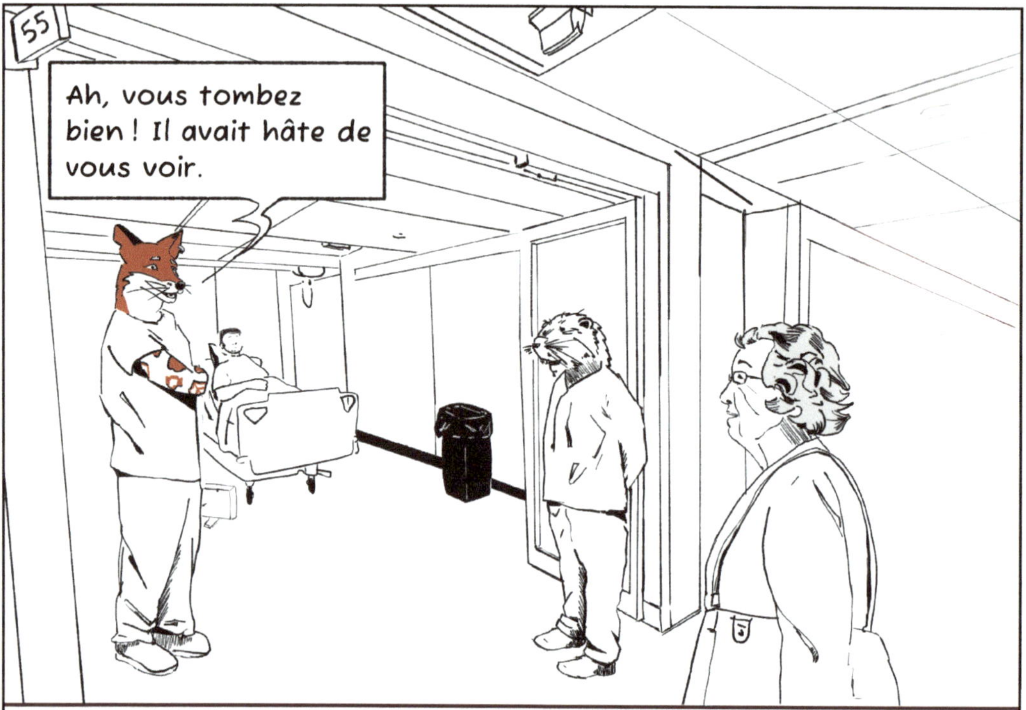
55
Ah, vous tombez bien ! Il avait hâte de vous voir.

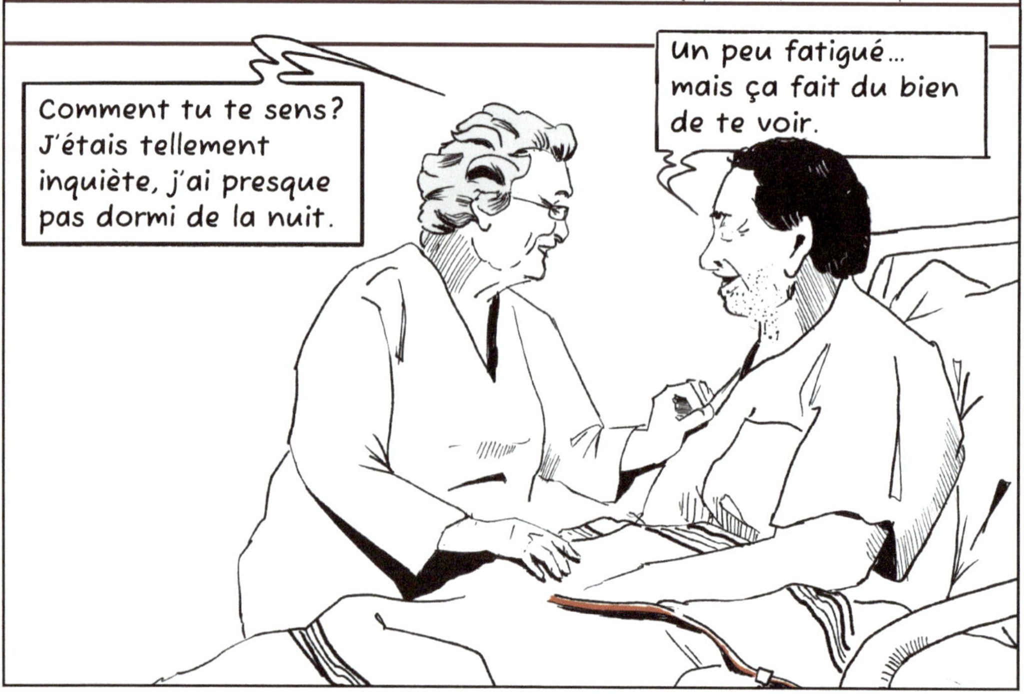
Comment tu te sens? J'étais tellement inquiète, j'ai presque pas dormi de la nuit.
Un peu fatigué… mais ça fait du bien de te voir.

Ce sont des moments intenses pour les patientes et patients, pour leur famille… et pour les infirmières et infirmiers aussi.

Aujourd'hui, tout s'est bien passé pour Pierre, mais ce n'est pas toujours le cas.

Les patients sont souvent inconscients quand tout s'accélère, quand je déborde ou que je bloque. Pourtant, l'équipe continue de leur parler, de les rassurer.

Pour les familles, ces moments peuvent être bouleversants. La vue du sang, les gestes techniques, l'urgence : tout semble effrayant. Alors, les soignants expliquent, montrent ce qui se passe, tentent de rassurer.

Parfois quelques mots suffisent. D'autres fois, ils invitent les proches à rester près du lit, parce qu'ils savent que le moment est important, surtout quand l'issue demeure incertaine. Mais tout dépend de l'équipe, de l'état du patient, du moment.

Les infirmières et infirmiers ne font pas que soigner. Ils observent, s'inquiètent, espèrent. Et parfois, ils doutent.

Ces nuits-là laissent des traces. Certains repartent avec un poids, une fatigue qu'on ne voit pas. D'autres cherchent à comprendre, à apprendre, à faire mieux la prochaine fois.

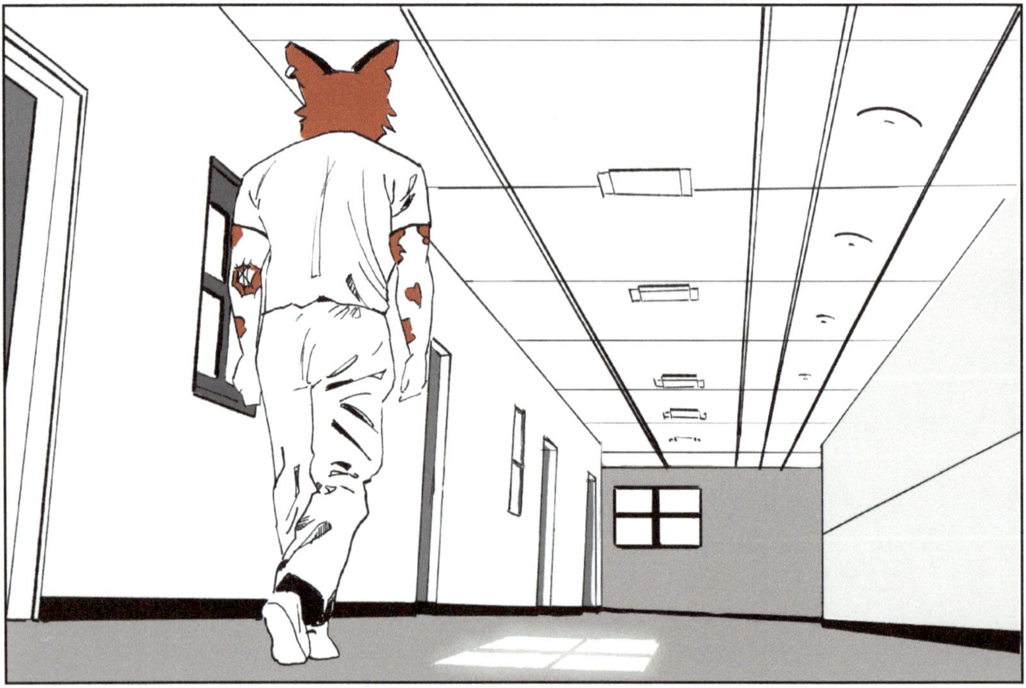

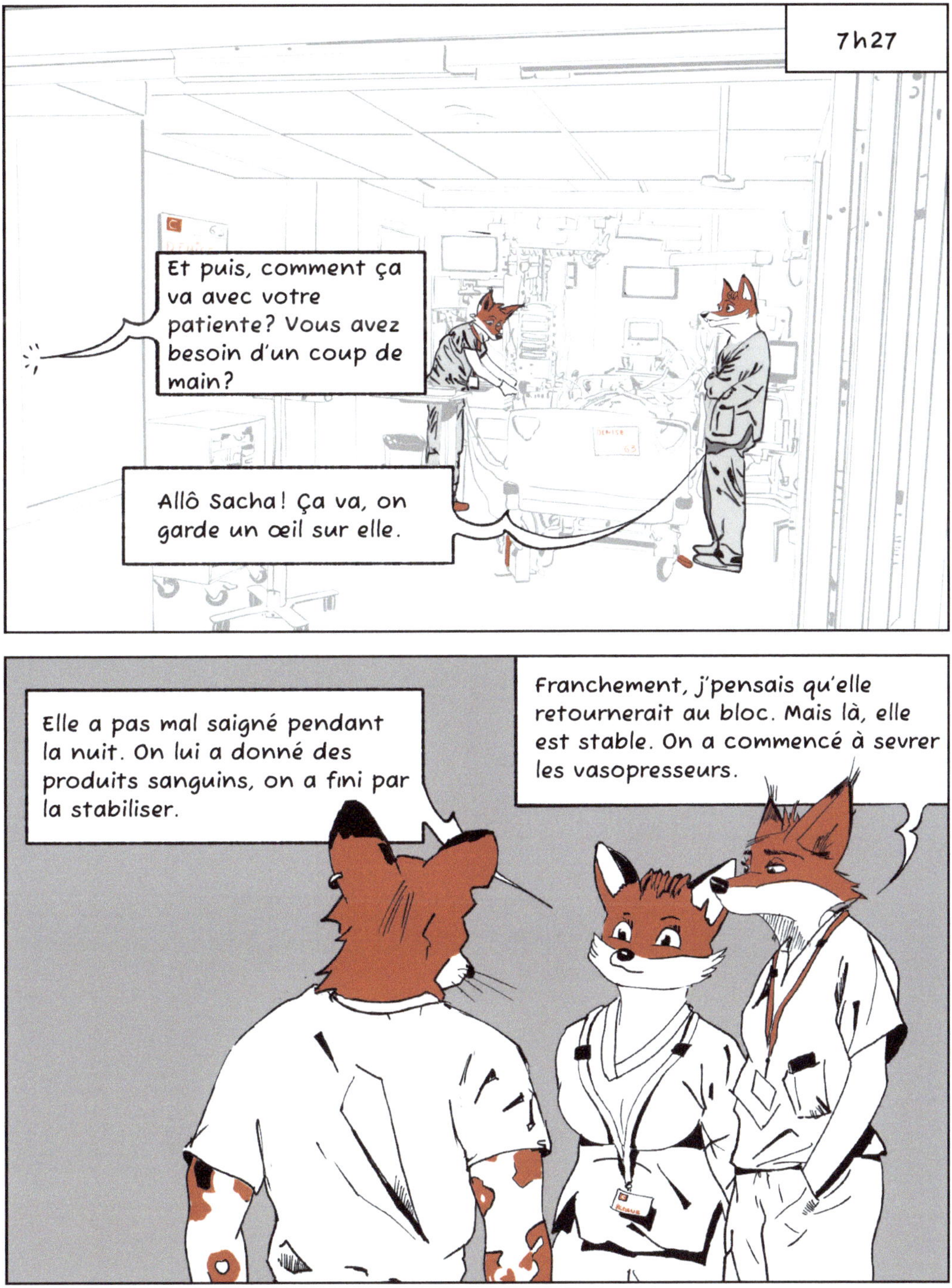
7h27
Et puis, comment ça va avec votre patiente? Vous avez besoin d'un coup de main?
Allô Sacha! Ça va, on garde un œil sur elle.
Elle a pas mal saigné pendant la nuit. On lui a donné des produits sanguins, on a fini par la stabiliser.
Franchement, j'pensais qu'elle retournerait au bloc. Mais là, elle est stable. On a commencé à sevrer les vasopresseurs.

La nuit s'achève. Bientôt, une autre équipe prendra le flambeau. Avant de partir, il faudra tout raconter. Ce qu'on a vu, ce qu'on a fait, ce qu'on a compris. Les moindres détails, tout ce qui a été observé. Aider la relève à voir ce qu'on a vu et à sentir ce qu'on a pressenti.

Ce n'est pas qu'un échange d'informations. C'est une transmission entre collègues qui doivent se faire confiance. Parce que, dans ces moments-là, le travail d'équipe, c'est vital. Pouvoir compter sur l'expérience de l'autre, sa présence, son regard.

Et repartir un peu plus léger, parce qu'on sait qu'on laisse les patients entre de bonnes mains.

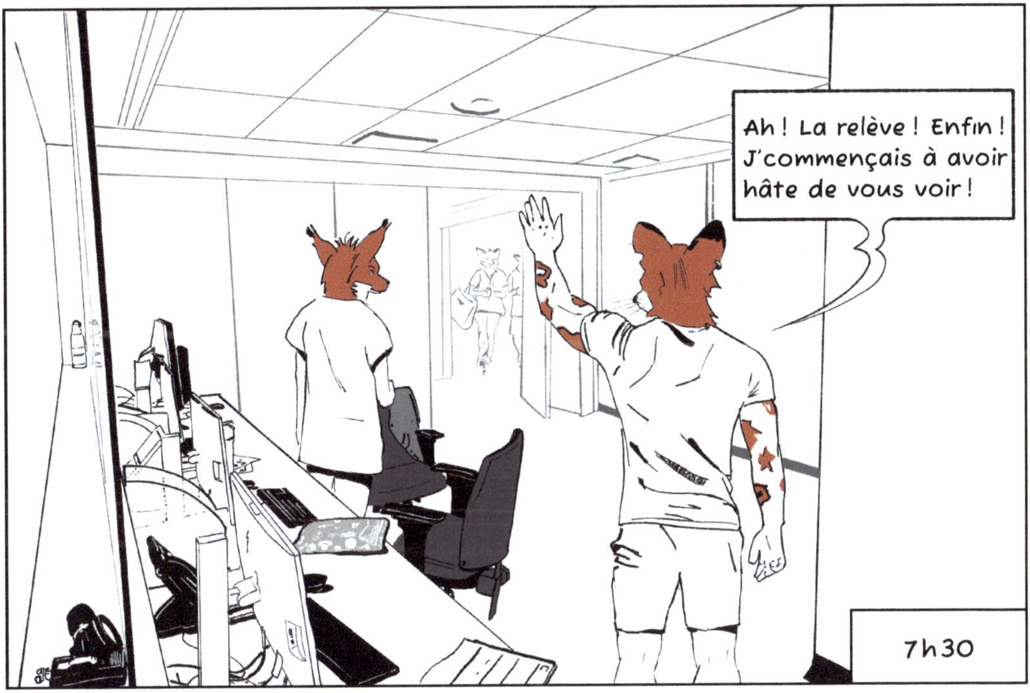
Ah ! La relève ! Enfin ! J'commençais à avoir hâte de vous voir !
7h30

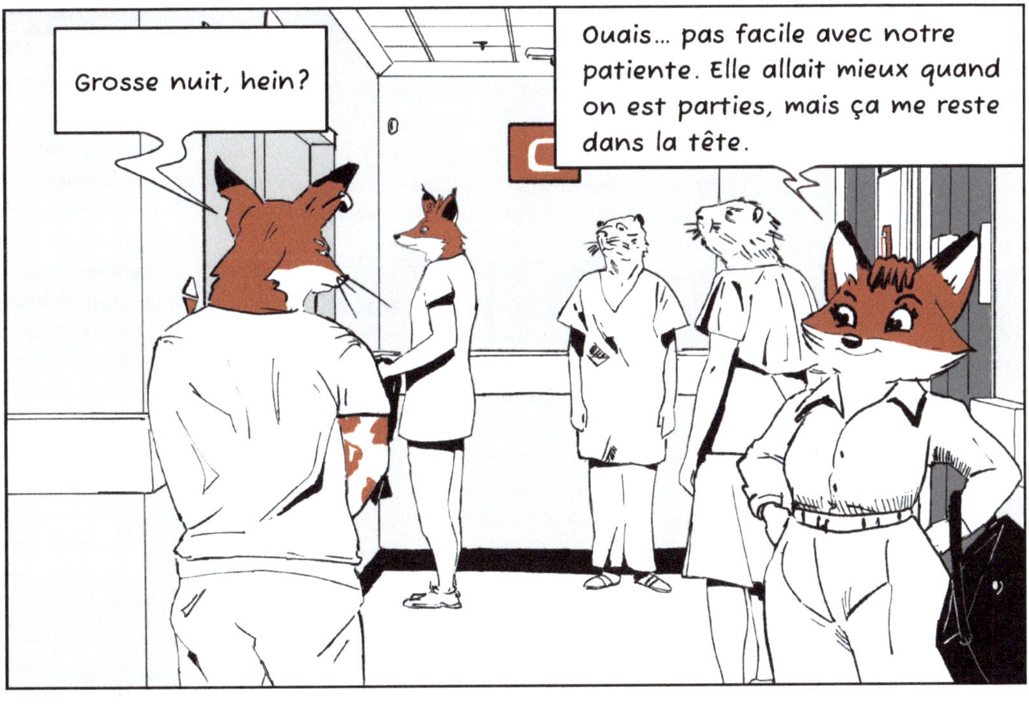
Grosse nuit, hein?
Ouais… pas facile avec notre patiente. Elle allait mieux quand on est parties, mais ça me reste dans la tête.

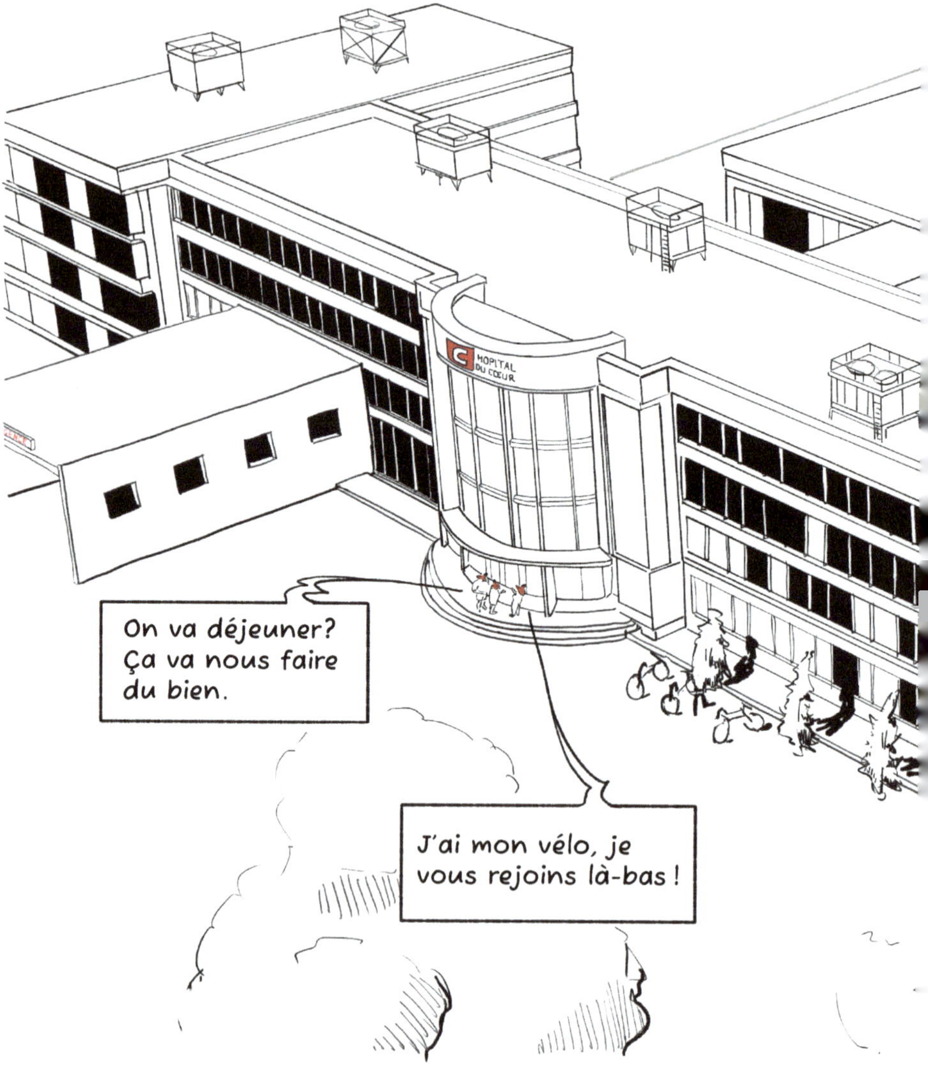
HOPITAL DU CŒUR
On va déjeuner? Ça va nous faire du bien.
J'ai mon vélo, je vous rejoins là-bas !

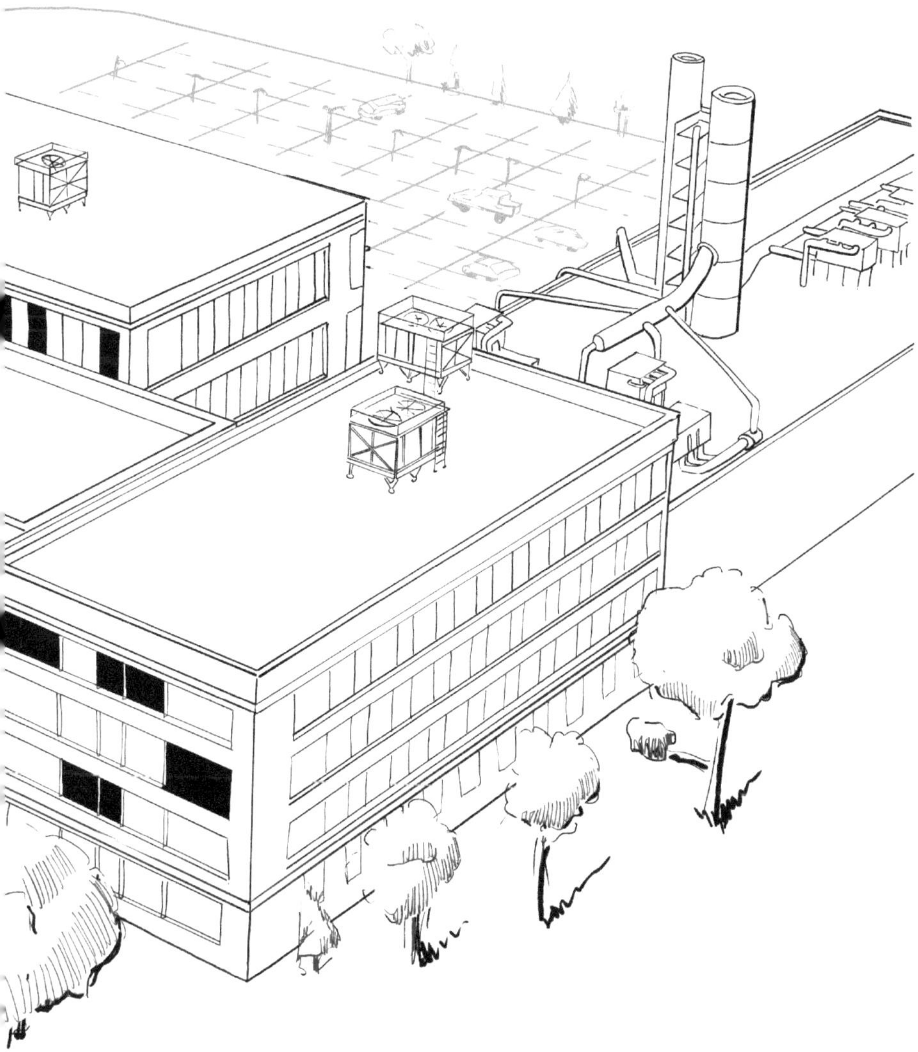

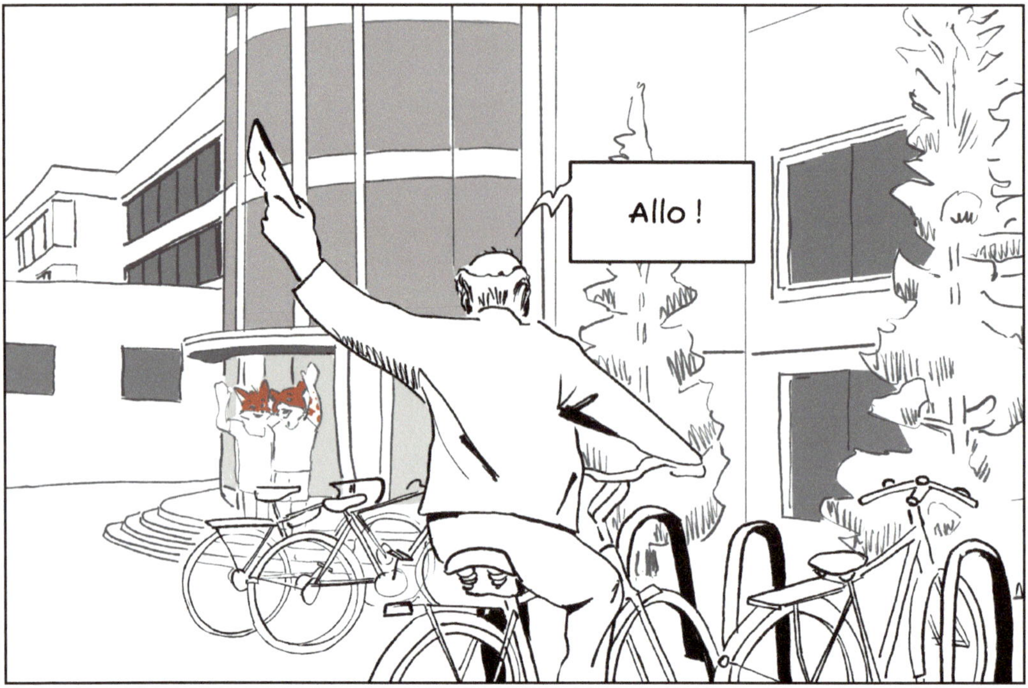
Allo !

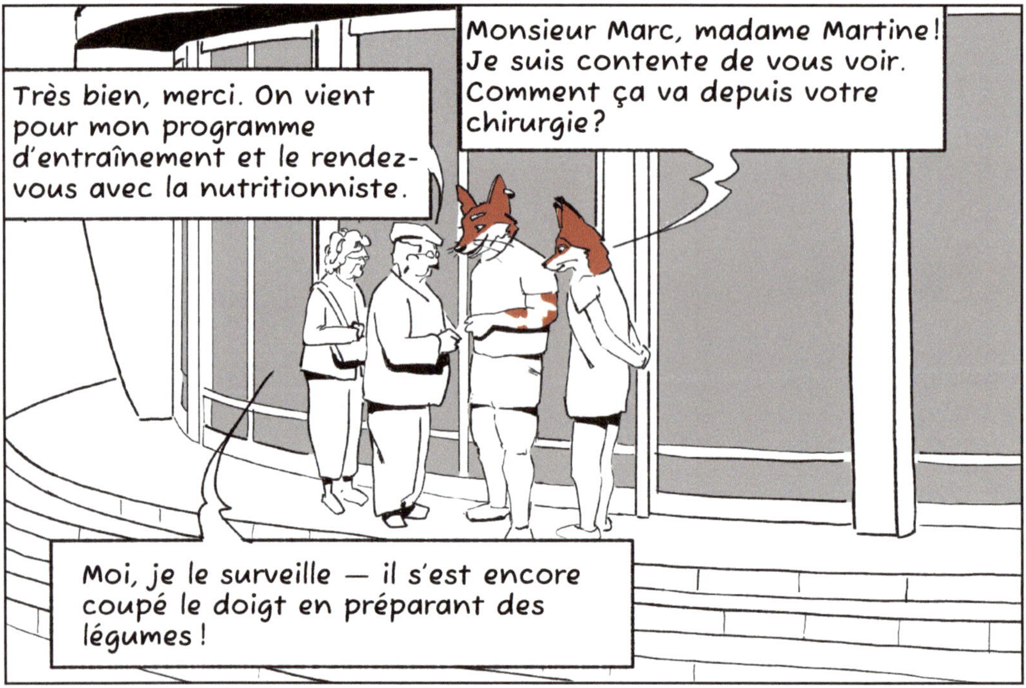
Monsieur Marc, madame Martine! Je suis contente de vous voir. Comment ça va depuis votre chirurgie?
Très bien, merci. On vient pour mon programme d'entraînement et le rendez-vous avec la nutritionniste.
Moi, je le surveille — il s'est encore coupé le doigt en préparant des légumes !

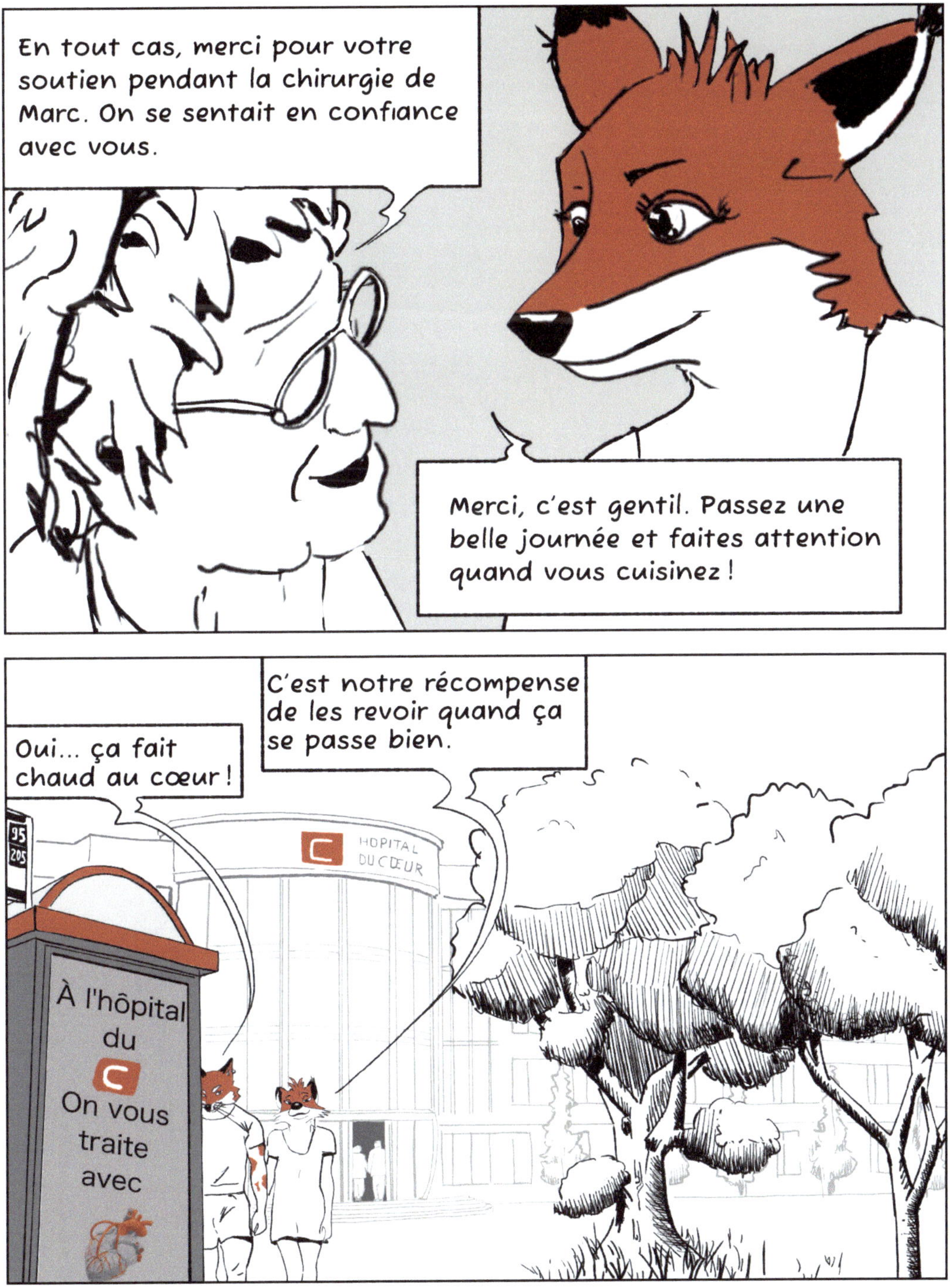

En tout cas, merci pour votre soutien pendant la chirurgie de Marc. On se sentait en confiance avec vous.
Merci, c'est gentil. Passez une belle journée et faites attention quand vous cuisinez !
Oui... ça fait chaud au cœur !
C'est notre récompense de les revoir quand ça se passe bien.
HOPITAL DU CŒUR
À l'hôpital du
On vous traite avec

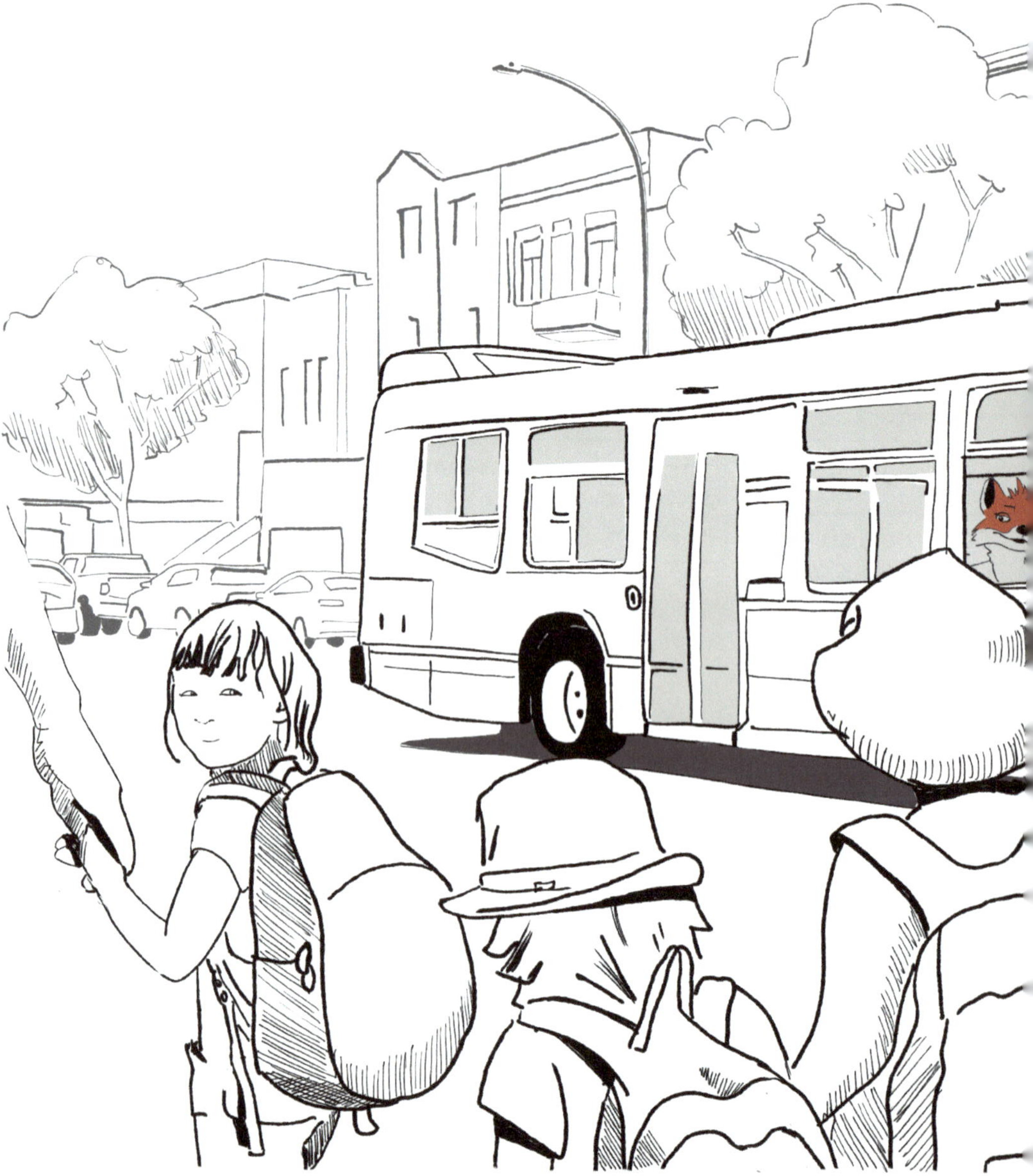

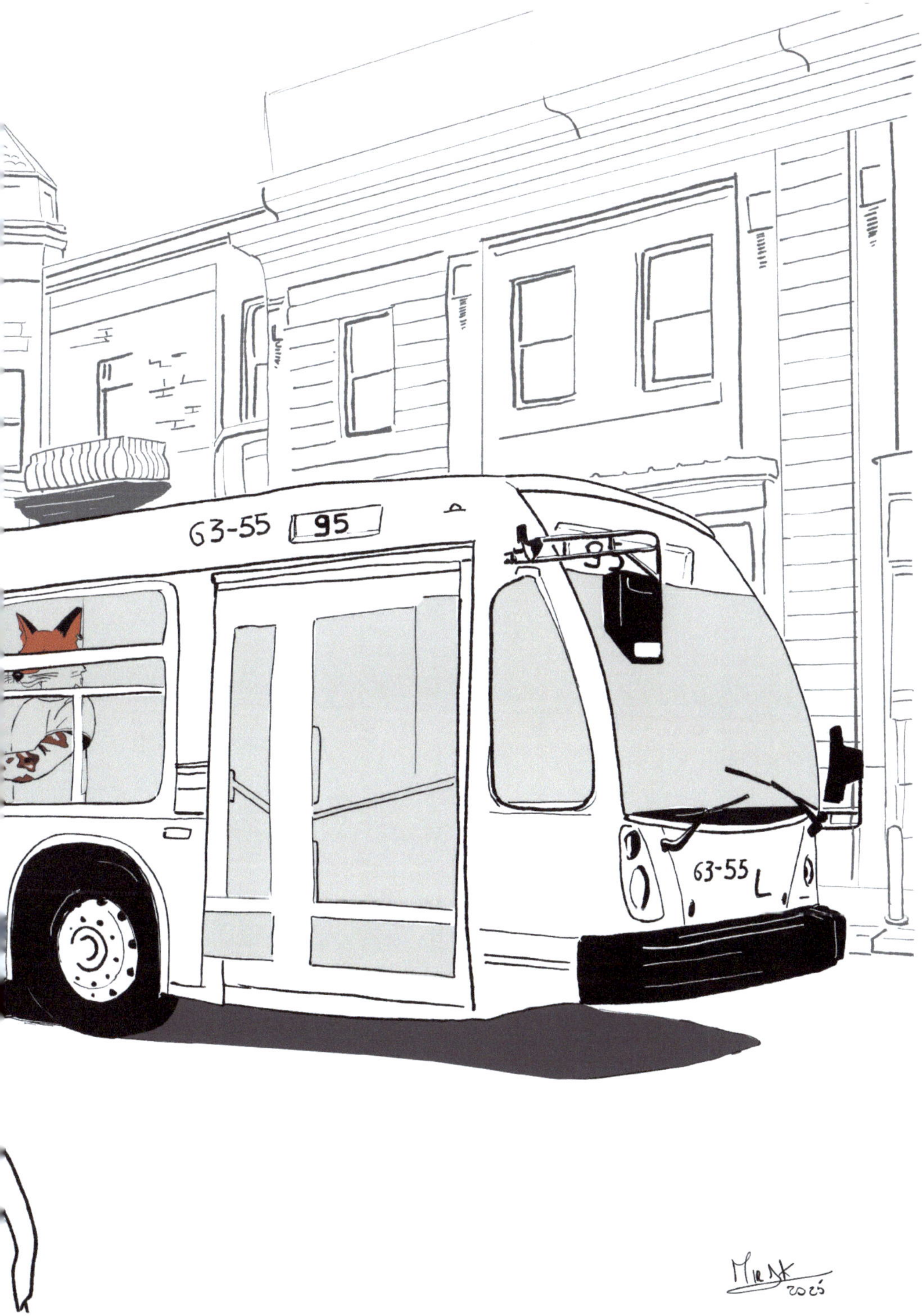
63-55
95
63-55
L
Mr Nk
2025

## Lexique

**ACT** (*Activated Clotting Time*/Temps de coagulation activé): Test sanguin mesurant le temps nécessaire à la coagulation. Mesure rapide, souvent utilisée pendant les chirurgies cardiaques pour surveiller l'effet des anticoagulants comme l'héparine.

**Amine**: Médicament provoquant la contraction des vaisseaux sanguins afin d'augmenter la pression artérielle et améliorer la perfusion des organes vitaux (voir **Vasopresseurs**).

**Anesthésie**: Procédure pour endormir une personne (anesthésie générale) ou insensibiliser une partie du corps (anesthésie locale/régionale) avant une intervention chirurgicale; désigne également l'état d'une personne sous l'effet d'agents anesthésiques.

**Anticoagulant**: Médicament ralentissant ou empêchant la formation de caillots sanguins (ex.: héparine).

**Artère coronaire**: Vaisseau sanguin apportant le sang oxygéné au muscle cardiaque.

**Arythmie**: Trouble du rythme cardiaque caractérisé par des battements irréguliers, trop rapides ou trop lents.

**Caillot**: Amas de cellules sanguines et de fibrine formé pour boucher une brèche dans un vaisseau sanguin (voir **Coagulation**). Bien qu'utile pour stopper les saignements, un caillot peut devenir problématique s'il bloque un vaisseau (thrombose) ou migre vers une autre partie du corps (embolie).

**Circulation extracorporelle**: Procédure qui détourne temporairement la circulation sanguine hors du corps pour remplacer les fonctions du cœur et des poumons lors de chirurgies cardiaques. Aussi appelée «machine cœur-poumons».

**Coagulation**: Processus par lequel le sang forme un caillot pour arrêter un saignement.

**Coronarographie**: Examen radiologique permettant de visualiser les artères coronaires en utilisant un produit de contraste.

**Drain thoracique**: Tube évacuant les liquides (sang, sérosités) accumulés dans le thorax, notamment après une chirurgie cardiaque.

**ECG** (électrocardiogramme): Examen de l'activité électrique du cœur qui détecte des anomalies du rythme ou de la conduction cardiaque (voir **Arythmie**).

**Extubation**: Retrait du tube d'intubation (tube endotrachéal) utilisé pour aider un patient à respirer pendant ou après une chirurgie ou une anesthésie.

**Fréquence cardiaque**: Nombre de battements du cœur par minute.

**Globule blanc**: Cellule sanguine participant à la défense immunitaire. Aussi appelé «leucocyte».

**Globule rouge**: Cellule sanguine transportant l'oxygène dans tout le corps grâce à l'hémoglobine. Aussi appelé «érythrocyte».

**Hémostase** : Processus physiologique de prévention et d'arrêt d'un saignement, qui implique la formation d'un caillot afin de colmater un vaisseau sanguin endommagé.

**Héparine**: Médicament anticoagulant prévenant la formation de caillots sanguins.

**Hypovolémie**: Diminution du volume sanguin, souvent causée par un saignement ou une déshydratation qui peuvent entraîner une baisse de la pression artérielle.

**INR** (*International Normalized Ratio*/rapport international normalisé): Test sanguin mesurant le temps de coagulation, utilisé pour surveiller les traitements anticoagulants et détecter les troubles de la coagulation.

**Laboratoire** (labo): Lieu où s'effectuent les analyses à partir d'échantillons biologiques (sang, urine, tissus, etc.); désigne également les prélèvements («faire des laboratoires») ou leurs résultats («résultats de labo»).

**Moniteur**: Appareil surveillant en temps réel les signes vitaux (fréquence cardiaque, pression artérielle, saturation en oxygène).

**Nitro** (nitroglycérine): Médicament dilatant les vaisseaux sanguins et améliorant la circulation sanguine, notamment en cas d'angine ou d'insuffisance cardiaque.

**Plaquette**: Fragment cellulaire jouant un rôle clé dans la coagulation; une «unité de plaquettes» correspond à une dose utilisée lors d'une transfusion. Aussi appelé «thrombocyte».

**Plasma**: Partie liquide du sang, de couleur jaune clair, dans laquelle baignent les cellules sanguines; une «unité de plasma» correspond à une dose utilisée lors d'une transfusion.

**Pontage**: Intervention chirurgicale rétablissant la circulation sanguine dans une artère coronaire obstruée en utilisant un greffon (vaisseau sain) pour contourner la zone bloquée et restaurer l'apport en sang oxygéné.

**Pression artérielle**: Force exercée par le sang contre les parois des vaisseaux sanguins exprimée en deux valeurs: 1) la pression systolique (pression maximale lors de la contraction du cœur; 2) la pression diastolique (pression minimale lors du relâchement du cœur).

**Pression artérielle moyenne** : Mesure de la pression moyenne exercée sur les vaisseaux sanguins pendant un cycle cardiaque complet afin d'évaluer la perfusion ou l'apport en oxygène aux organes, particulièrement dans les situations critiques ou pendant une chirurgie.

**Protamine** : Médicament neutralisant l'effet de l'héparine et favorisant la coagulation après une chirurgie.

**PTT** (temps de thromboplastine partielle) : Test sanguin mesurant le temps nécessaire à la coagulation afin d'évaluer l'efficacité des anticoagulants et de détecter les anomalies.

**Radiographie du thorax** : Examen permettant de visualiser les poumons, le cœur et les structures thoraciques.

**ROTEM** (thromboélastométrie rotationnelle) : Test sanguin analysant en temps réel la dynamique complète de la coagulation afin de discerner une anomalie spécifique pour déterminer une intervention ciblée.

**Salin** : Solution saline composée d'eau et de sel injectée par voie intraveineuse pour hydrater, administrer des médicaments ou maintenir la pression artérielle.

**Saturation en oxygène** : Mesure du pourcentage d'oxygène transporté par le sang, surveillée de façon continue pour évaluer l'oxygénation des tissus.

**Tamponnade cardiaque** : Accumulation de liquide ou de sang dans le péricarde (enveloppe du cœur) qui empêche le cœur de se remplir correctement, ce qui nécessite une intervention immédiate.

**Transfusion** : Procédure consistant à administrer des composants sanguins (globules rouges, plaquettes, plasma) pour remplacer des pertes sanguines ou corriger des déficits.

**Vasopresseur** : Médicament provoquant la contraction des vaisseaux sanguins afin d'augmenter la pression artérielle et améliorer la perfusion des organes vitaux (voir **Amine**).

## Remerciements

Ce projet n'aurait jamais vu le jour sans le soutien et la collaboration de nombreuses personnes et organisations. Nous souhaitons exprimer notre profonde gratitude à :

- Tous les participantes et participants à la recherche qui ont généreusement partagé leurs récits et leur expérience avec nous, ainsi qu'aux équipes des quatre centres hospitaliers qui nous ont accueillis et qui ont facilité la réalisation de l'étude.
- Les membres de l'équipe de recherche et les étudiantes et étudiants qui ont contribué au projet : Caroline Arbour, Amélie Blanchet Garneau, Sylvie Cossette, José Côté, Maude Crétaz, André Denault, Joey Desforges, Émilie Gosselin, Stéphanie Lachance, Alexandra Lapierre, Marc-André Maheu-Cadotte, Tanya Mailhot et Khiara Royère.
- Les équipes des soins intensifs et du bloc opératoire de l'Institut de cardiologie de Montréal qui nous ont ouvert leurs portes : Caroline, Jean-Philippe, Mehdi, Nathalie et Stéphanie, pour leur accueil chaleureux et leur engagement.
- Notre groupe d'expertes : Lysane Pariseau, Joëlle Jolicoeur, Caroline Michaut, Annabelle Pilatowski et Claudie Roussy, pour leur contribution à la validation et au raffinement du récit.
- Judith Oliver, pour son accompagnement précieux dans l'adaptation du récit en bande dessinée et pour ses conseils éclairés qui ont permis d'ajuster la proposition avec justesse et sensibilité.
- Anie Brisebois, Mélanie Lavoie-Tremblay, Martin Hamel, Sophia Merisier, Stéphanie Tailliez et Stéphanie Daoust, pour leur soutien et leur appui tout au long de ce projet. Hélène Frégeau, pour son enthousiasme contagieux et son engagement à faire rayonner cette initiative.
- L'équipe des Presses de l'Université de Montréal.

La publication de cet ouvrage a également été rendue possible grâce au soutien financier du Conseil de recherches en sciences humaines du Canada et au programme de subvention Mobilisation des connaissances de l'Université de Montréal.

À toutes et à tous, merci d'avoir cru en cette aventure et d'y avoir contribué !

## Références


Engeström, Y. (2000). Activity theory as a framework for analyzing and redesigning work. *Ergonomics, 43*(7), 960-974. https://doi.org/10.1080/001401300409143

Engeström, Y. (2015). *Learning by expanding: An activity-theoretical approach to developmental research* (2e éd.). Cambridge University Press. https://doi.org/10.1017/CBO9781139814744

Klein, G. A. (1993). A recognition-primed decision (RPD) model of rapid decision-making. Dans G. A. Klein *et al.* (dir.), *Decision making in action: Models and methods* (p. 138-147). Ablex.

Klein, G., Calderwood, R. et Clinton-Cirocco, A. (2010). Rapid decision making on the fire ground: The original study plus a postscript. *Journal of Cognitive Engineering and Decision Making, 4*(3), 186-209. https://doi.org/10.1518/155534310X12844000801203

Lavoie, P. *et al.* (2024). A dimensional analysis of experienced intensive care unit nurses' clinical decision-making for bleeding after cardiac surgery. *Nursing in Critical Care, 29*(5), 1119-1131. https://doi.org/10.1111/nicc.13116

Lavoie, P. (2025). Exploring nurses' decision-making through the lens of capability: A framework for understanding autonomy in complex care environments. *Journal of Advanced Nursing*. https://doi.org/10.1111/jan.17096

Salenger, R., Arora, R. C., Bracey, A., D'Oria, M., Engelman, D. T., Evans, C., Grant, M. C., Gunaydin, S., Morton, V., Ozawa, S., Patel, P. A., Raphael, J., Rosengart, T. K., Shore-Lesserson, L., Tibi, P. et Shander, A. (2025). Cardiac Surgical Bleeding, Transfusion, and Quality Metrics: Joint Consensus Statement by the Enhanced Recovery After Surgery Cardiac Society and Society for the Advancement of Patient Blood Management. *The Annals of thoracic surgery, 119*(2), 280-295. https://doi.org/10.1016/j.athoracsur.2024.06.039

Vervoort, D., Afzal, A. M., Ruiz, G. Z. L., Mutema, C., Wijeysundera, H. C., Ouzounian, M. et Fremes, S. E. (2024). Barriers to Access to Cardiac Surgery: Canadian Situation and Global Context. *The Canadian journal of cardiology, 40*(6), 1110-1122. https://doi.org/10.1016/j.cjca.2023.11.011

MIXTE
Papier
FSC® C100212

Achevé d'imprimer
sur les presses de l'imprimerie Gauvin,
Gatineau, Québec, Canada